Juliet Rix

Von aller Lust entbunden?

Juliet Rix

Von aller Lust entbunden?

Sexualität nach der Schwangerschaft

Ratgeber Ehrenwirth

Die Deutsche Bibliothek – CIP-Einheitsaufnahme

Rix, Juliet:
Von aller Lust entbunden? : Sexualität nach der Schwangerschaft /
Juliet Rix. [Aus dem Engl. von Regina Berger]. –
München : Ehrenwirth, 1996
(Ratgeber Ehrenwirth)
Einheitssacht.: Is there sex after childbirth <dt.>
ISBN 3-431-03468-3

Aus dem Englischen von Regina Berger

Die Originalausgabe erschien 1995 unter dem Titel *Is there Sex after Childbirth?*
bei Thorsons Publishers, London, England

ISBN 3-431-03468-3

Umschlag: Konturwerk, Rainald Schwarz, München
Umschlagfoto: Bavaria Bildagentur, München
Lektorat: Ingrid Ahnert, Kunreuth
Satz: ew print & medien service gmbh, Würzburg
Druck: Landesverlag Linz
Printed in Austria

Inhalt

Danksagung

Eingangs möchte ich all jenen Freunden danken, die mit mir offen über das häufig tabuisierte Thema der Probleme nach der Geburt des ersten Kindes gesprochen haben. Sie haben mir auch die Notwendigkeit vor Augen geführt, darüber zu schreiben. Mein Dank gilt aber auch zahlreichen Menschen, die mir ihre Erfahrungen aus dieser Zeit schriftlich oder telefonisch eigens für dieses Buch mitgeteilt haben.

Ich schulde den zahlreichen Fachleuten Dank und Anerkennung, die mich beraten oder mein Manuskript teilweise oder ganz gelesen haben. Die Gynäkologin und Sexualtherapeutin Fran Reader und die in der Forschung tätige Hebamme Rona McCandlish von der Staatlichen Gesellschaft für perinatale Epidemiologie (NPEU) haben mir großzügig ihre Zeit und ihr Wissen zur Verfügung gestellt, und auch andere NPEU-Mitglieder, vor allem Mary Renfrew und Adrian Grant, waren eine große Hilfe. Unterstützt haben mich außerdem Jane Hawksley, Angela Martin und Zelda West-Meads von Relate (einer bewährten Eheberatungseinrichtung), Christopher Clulow, der Direktor des Tavistock Institute of Marital Studies, und Penny Mansfield von One Plus One. Ich bin dem NCT und vielen seiner Mitglieder, Toni Bellfield in der FPA, Beth Alder und Jerry Thoman, Peter Greenhouse und Dr. Patricia Mundy, aber auch den Gynäkologen John Spencer und Margaret Hobbiss zu größtem Dank verpflichtet. Mein besonderer Dank gilt den Autoren Murray Enkin, Marc J.N. Keirse und Iain Chalmers des Buches »A Guide to Effective Care in Pregnancy and Childbirth«.

Eine besondere Hilfe war mir Claire Lowe von der Bibliothek der British Medical Association bei der Sichtung medizinischer Publikationen; die Belegschaft der Bibliothek des Königlichen Hebammenkollegs war ebenso bewundernswert geduldig wie hilfsbereit. NCT, Guardian Women und die Gesundheitsredaktion des Daily Telegraph unterstützten mich bei der Suche nach Ansprechpartnern für meine Arbeit ebenso wie Yvonne Moore, die mich durch meine – auch bedingt durch dieses Buch – ziemlich hektische zweite Schwangerschaft begleitete.

Ich möchte meiner Agentin Jane Conway-Gordon und der Lektorin Sarah Sutton herzlich dafür danken, daß sie an dieses Buch geglaubt und viel Verständnis aufgebracht haben, als die Schwangerschaft und die Geburt meines zweiten Sohnes meinen Höhenflug zeitweilig stoppten.

Schließlich danke ich von Herzen meinem Mann Rod, der meine Absicht, dieses Buch zu schreiben, stets bestärkte. Er besprach das Manuskript mit mir und blieb geduldig, wenn ich viele Abende vor dem Computer anstatt mit ihm verbrachte.

Einleitung

Als ich mit der Arbeit an diesem Buch begann, äußerte ich gegenüber einigen Bekannten meine Absicht, über Sex in der Schwangerschaft sowie nach der Geburt zu schreiben. Jene Bekannten mit Kindern lächelten oft etwas verlegen und sagten: »Na, das wird ja sicherlich kein langes Buch werden.« In der Tat stellt Sex nur einen gewissen Themenbereich dieses Buches dar, ebenso, wie er nur ein Teil einer Beziehung ist. Das Sexualleben wirkt sich auf die Partnerschaft aus und umgekehrt. Schließlich kommt es nicht auf den Sex, sondern auf jeden ganz persönlich an. Es ist unwichtig, ob und wie wir sexuelle Beziehungen haben, wichtig sind hingegen die Beziehungen an sich, und zwar sowohl für uns selbst als auch für unsere Kinder.

Schwangerschaft, Geburt und die erste Zeit der Elternschaft sind Phasen mit intensiven Erfahrungen und Veränderungen. Beziehungen erfordern eine Menge Anpassungsarbeit. Das trifft heute vielleicht noch stärker zu als jemals zuvor; in der jetzigen Zeit sind Ehe und Zusammenleben nicht mehr – wie dies früher der Fall war – ausschließlich auf die Geburt von Kindern ausgerichtet. Die heutige Generation junger Eltern möchte im Gegensatz zu früheren Generationen zwangloser über Sexualität sprechen und vielleicht auch besseren Sex haben als ihre Vorfahren.

Zweifellos wirken sich Schwangerschaft, Geburt und die ersten Monate der Elternschaft auf das Sexualleben eines Paares aus, nur wird kaum darüber gesprochen. Zahlreiche Diskussionen und ausführliche Literatur zum Thema Sexualität behandeln fast nie den Problemkreis Sexualität und Elternschaft. Als Kinder einer tabufreien Gesellschaft müssen die Eltern von heute daher glauben, daß diese Probleme wohl nur sie allein betreffen, da sie nirgendwo angesprochen werden. Offensichtlich handelt es sich dabei um eines der letzten Tabus.

Beziehungsberater und Sexualtherapeuten stimmen darin überein, daß Beziehungsprobleme von Paaren häufig auf die Geburt des ersten Kindes zurückgehen, auch wenn diese erst einige Jahre später zur Therapie kommen. Von Sexualtherapeuten wird bestätigt, daß viele Paare über sexuelle Probleme in den ersten Monaten nach der Geburt des Kindes klagen, obwohl es sich um völlig normale junge Eltern im ersten Jahr nach der Kindsgeburt handelt.

Dieses Buch wurde buchstäblich geboren, als ich einem Bekannten und Vater eines neun Monate alten Kleinkindes erzählte, daß Forschungsergebnissen zufolge mehr als fünfzig Prozent aller Paare ein Jahr nach der Geburt eines Kindes noch nicht zu ihrer früheren sexuellen Aktivität zurückgefunden haben. Ich konnte beinahe hören, wie ihm ein Stein vom

Herzen fiel. Schließlich gestand er: »Gestern wäre ich an unserem Sexualleben beinahe verzweifelt. Ich war ganz sicher, daß irgend etwas mit uns nicht stimmen kann. Und dabei sind wir offensichtlich ganz normal!«
Dieses wissenschaftliche Ergebnis war für ihn von großer Bedeutung, und es tat mir leid, daß er anscheinend völlig unnötig gelitten hatte, nur weil ihm diese grundlegende Information gefehlt hatte.

Aus diesem Grund befasse ich mich in diesem Buch ausführlicher mit der Zeit nach der Geburt als mit der Schwangerschaft, da offensichtlich in dieser Phase auch ansonsten glückliche Beziehungen am stärksten in Mitleidenschaft gezogen werden. Die Schwangerschaft ist verständlicherweise keine »normale« Zeit, und man kann eine Situation leichter ertragen, wenn man weiß, daß sie nur neun Monate dauern kann. Nach der Geburt herrscht die (irrige) Annahme vor, daß plötzlich alles wieder zum »Normalzustand« zurückkehren müsse. Wenn dies jedoch nicht eintritt, kann leicht das Gefühl entstehen, daß die sogenannte Normalität für immer verloren ist. Diese Annahme ist jedoch völlig falsch. Die ersten Monate der Elternschaft gehen ebenso vorüber wie die Schwangerschaft, auch wenn man es anfangs nicht glauben kann.

In der Tat bleibt für die Beziehung eines Paares – in sexueller und anderer Hinsicht – im allgemeinen nach der Geburt eines Kindes weniger Zeit und Aufmerksamkeit übrig als davor. Dies muß jedoch keineswegs ein Problem darstellen. Dieses Buch vermittelt dem Laien einen Überblick über den aktuellen Wissensstand; es klärt den Leser über die ganz normale Problematik auf und liefert Anregungen, wie man verschiedene Probleme (auf körperlicher oder Gefühlsebene) besser bewältigen kann.

Das Buch richtet sich an Paare; beide Partner können und sollen es lesen. Wenn ich im Text das Wort »Sie« verwende, soll damit meist das lesende Paar angesprochen werden. Natürlich wende ich mich im Abschnitt über die Schwangerschaft eher an die Frauen als an die Männer; in jedem anderen Zusammenhang bezieht sich das »Sie« hingegen in der Regel auf beide Partner. Trotz aller Mängel verwende ich häufig das Wort »Partner«, da ich keinen besseren Begriff gefunden habe, um Eltern mit und ohne Trauschein anzusprechen.

Die Gliederung dieses Themas fällt unweigerlich etwas willkürlich aus. Vielleicht sehen Sie bei einigen Buchabschnitten keinen Zusammenhang mit dem Thema Sexualität. Bedenken Sie aber, daß eine glückliche Geburt und ein harmonisches Familienleben die Voraussetzung für sexuelles – und allgemeines – Glück sind.

Bitte entnehmen Sie diesem Buch nützliche Ratschläge, und übergehen Sie für sie belanglose Textstellen. Die Arbeit hat sich für mich bereits gelohnt, wenn mein Buch einigen wenigen Leuten hilfreiche Ideen vermittelt und zu Diskussionen anregt.

Nun noch ein Wort der Ermutigung: Sehen Sie Ihr Sexualleben nicht allzu pessimistisch. Viele Eltern versicherten mir, daß ihr Sexualleben nach einer nachgeburtlichen Phase der Anpassung sogar einen gewissen Aufschwung genommen habe, etwa nach dem Motto: »Weniger Quantität, mehr Qualität.«

Teil I: Sex in der Schwangerschaft

Wenngleich es nicht verwunderlich ist, daß eine Schwangerschaft Auswirkungen auf das Sexualleben hat, können das Ausmaß sowie die Art und Weise der Veränderungen manches Paar überraschen. In Studien wurden zwei wesentliche Muster des Sexualverhaltens während der Schwangerschaft festgestellt: Entweder werden die sexuellen Kontakte im Laufe der Schwangerschaft immer seltener, oder es kommt im ersten Schwangerschaftsdrittel zu einem gewissen Rückgang, auf den ein Anstieg der sexuellen Aktivitäten im zweiten Drittel und ein erneutes Abfallen im letzten Drittel folgt.

Dabei handelt es sich jedoch um statistische Angaben. Die einzelnen Paare können beinahe jede Variation erleben, angefangen von absoluter Enthaltsamkeit bis zu den aufregendsten sexuellen Erfahrungen ihres Lebens und jedem erdenklichen Zwischenzustand.

Ich interessierte mich bis zu den letzten Schwangerschaftsmonaten mehr als sonst für Sex. Bis zum siebten Monat liebten wir uns häufiger, danach seltener.

Wir waren beide sexuell weniger interessiert und schliefen viel seltener miteinander.

Als ich schwanger wurde, liebten wir uns vielleicht noch zweimal, dann hatte ich kein Verlangen mehr danach. Gegen Ende der Schwangerschaft hatte ich aber ein unglaubliches Bedürfnis nach Sex. Ab dem siebten Monat war ich ganz wild ..., ich wollte am liebsten meinen Partner in der Arbeit anrufen und ihm sagen: »Komm schnell nach Hause!« Plötzlich verstand ich sogar all die Witze über den Milchmann.

Wir hatten tollen Sex, genau wie vor der Schwangerschaft; das dauerte genau bis zur dreißigsten Woche. Danach war ich völlig lustlos.

Mein Sexualleben war in der Schwangerschaft überhaupt kein Problem. In gewisser Weise war es sogar besser. Während der Schwangerschaft fühlte ich mich so richtig weiblich. Ich genoß den Sex in vollen Zügen. Die Probleme kamen erst danach.

Unser Sexualleben war ungefähr so wie vor der Schwangerschaft.

Im ersten Schwangerschaftsdrittel war mir übel, im letzten machte ich mir wegen des Babys Sorgen, in der Zeit dazwischen war unsere sexuelle Beziehung jedoch besser denn je zuvor. Die Lust und auch der Genuß nahmen deutlich zu.

Eigentlich konnte ich keine größeren Veränderungen in meiner (unserer) sexuellen Beziehung feststellen. In den ersten drei Monaten war mir jedoch übel, so daß ich in dieser Zeit nicht gerade an Sex interessiert war.

Als ich mein erstes Kind erwartete, wollte ich von Sex absolut nichts wissen – schon das Wort verursachte einen Brechreiz bei mir. Aber als ich ein zweites Mal schwanger wurde, wäre ich wohl am Lüster herumgeturnt, sofern wir einen gehabt hätten.

Es gibt zahlreiche Gründe für die Muster sexueller Aktivitäten und Lustgefühle während der Schwangerschaft; sie können körperlicher, seelischer und medizinischer Natur sein. Es kann eine große Diskrepanz zwischen dem Wollen und dem tatsächlichen Tun bestehen, wenn man zum Beispiel auf ärztliches Anraten auf sexuelle Aktivitäten verzichten muß. Auch die Häufigkeit hat nicht unbedingt mit Lust und Befriedigung zu tun. Manche Schwangere empfinden beim Sex große Lust, können sich aber nicht sehr oft dazu »aufraffen«. Andere würden wohl Lust empfinden, sorgen sich aber wegen des Babys zu sehr, um ihre Vorstellungen in die Tat umzusetzen. Häufig fürchtet auch der Partner, das Baby zu verletzen, und manche Männer stellen fest, daß ihr sexuelles Verlangen angesichts der gravierenden Veränderungen durch die Schwangerschaft sehr nachläßt.

In den folgenden Kapiteln findet sich ein Schwangerschaftsführer, der nach Schwangerschaftsdritteln eingeteilt ist und die möglichen Auswirkungen der Schwangerschaft auf das Sexualleben behandelt. Die Einteilung ist nicht völlig starr, und das Schwangerschaftsdrittel ist in diesem Zusammenhang nicht immer genau drei Monate lang. Wundern Sie sich also nicht, wenn das hier beschriebene erste Drittel bei Ihnen vier oder nur zwei Monate lang dauert. Viele Frauen können gar keinen bedeutenden Unterschied zwischen den drei Phasen feststellen. Bei fortgeschrittener Schwangerschaft sollten Sie dennoch die Kapitel über die erste(n) Phase(n) lesen, da Sie auch dort interessante Hinweise auf die späteren Monate finden können.

Das erste Schwangerschaftsdrittel

Körperliche Auswirkungen

Manche Frauen bemerken in den ersten Schwangerschaftsmonaten kaum Veränderungen. Bei vielen anderen stellt sich aber eine Reihe von Symptomen ein, die von leichtem Unbehagen bis hin zu einer abrupten Unterbrechung der täglichen Gewohnheiten und der sexuellen Aktivitäten reichen können.

Die ersten körperlichen Anzeichen der Schwangerschaft sind häufig schon zu spüren, bevor Sie überhaupt wissen, ob Sie schwanger sind.

»Morgendliche Übelkeit«, die allerdings zu jeder Tageszeit auftreten kann, oder extreme Müdigkeit können sich praktisch vom ersten Tag an störend bemerkbar machen. Schon bald klagen Sie vielleicht über vergrößerte und weiche Brüste und häufigen Harndrang – zwei Beschwerden, die nicht unbedingt zu Nächten der Leidenschaft verführen.

In den ersten drei Monaten (all meiner Schwangerschaften) war mir übel, ich war aufgebläht, chronisch müde und ganz allgemein unpäßlich – mein Sexualleben erreichte einen Tiefpunkt.
(Laura, Tochter 8 J., Söhne 5 J. und 18 Mon.)
Im ersten Schwangerschaftsdrittel waren meine Brüste sehr weich und reagierten schmerzhaft auf Berührung. Ich hätte meinen Partner am liebsten gebissen oder geschlagen, wenn er versuchte, mit mir zu schlafen. Aber anstatt ihm das zu sagen, lag ich da und biß die Zähne zusammen. Es war wohl keine gute Idee, wie ich später feststellte. (Katie, Sohn 2 J.)

In den ersten Schwangerschaftsmonaten macht sich die Schwangerschaft äußerlich am wenigsten bemerkbar. Man kann kein Entgegenkommen am Arbeitsplatz, im Bus oder von Freunden erwarten, sofern man nicht selbst erzählt, daß man schwanger ist. Nach ein oder zwei Wochen vergißt vielleicht sogar der Partner, daß diese Frau, die so aussieht wie immer, im Grunde für zwei arbeiten muß und sich womöglich erschöpft und unwohl fühlt.

Ich war so unglaublich müde und konnte einfach nicht glauben, daß alles in Ordnung sei. Erst der Gynäkologe richtete mich wieder ein wenig auf. Ich bekam eine Infektion, und es dauerte ewig, bis sie wieder geheilt war. Wenn ich länger als zehn Minuten stehen mußte, fiel ich beinahe in Ohnmacht. Mein Partner war richtig entzückt, weil ich schwanger war, und er behandelte mich sehr liebevoll. Er wollte mir seine Liebe zeigen, indem er ständig auf Sex drängte. Aber das konnte ich nicht aushalten. (Jennifer, Sohn 2 J.)

Wenn Sie miteinander schlafen, werden Sie vielleicht schon in dieser Zeit körperliche Veränderungen oder veränderte sexuelle Bedürfnisse feststellen (siehe auch Auswirkungen auf den Gemütszustand, S. 21). Die Brüste können uninteressant sein, weil sie zu sehr schmerzen. Sie können aber auch besondere Aufmerksamkeit erregen, weil sie erstmals groß und fest sind, oder zugleich Objekt der Begierde und dennoch tabu sein. Manche Männer und Frauen denken selbst bei festen Brüsten daran, daß diese bald eine ganz andere Aufgabe haben werden (nämlich das Stillen) – und plötzlich ist der sexuelle Genuß vermindert. Auch der Genitalbereich kann gewisse Veränderungen durchlaufen.

Ich empfand es als sehr unangenehm, wenn mein Partner tief in mich eindrang. Es kam mir vor, als liege der Gebärmutterhals tiefer als sonst und als stieße er fest dagegen. Aus diesem Grund liebten wir uns während der ersten Schwangerschaft nur selten. Beim zweiten Mal achteten wir darauf, daß er nicht zu weit eindrang, oder wir ließen uns etwas anderes einfallen.
(Natascha, Sohn 3 J.)

Mit diesen Veränderungen kann man am besten umgehen, wenn man sie offen und ehrlich miteinander bespricht. Nicht alle Paare schaffen es, über Sexualität zu sprechen oder ihre Bedürfnisse und Vorlieben dem Partner mitzuteilen. Vielen bereitet dies sogar sehr große Probleme. Die Hemmungen gehen häufig verloren, wenn die Paare gemeinsam Wehen, Geburt und frühe Elternschaft erlebt haben, aber diese Hoffnung ist zu Beginn der Schwangerschaft keine allzu große Hilfe. Sollten Sie nicht völlig offen über Ihre sexuellen Bedürfnisse sprechen können, wäre das erste Schwangerschaftsdrittel eine ausgezeichnete Zeit, um damit zu beginnen. Man muß den Umgang mit schmerzenden Brüsten oder veränderten Bedürfnissen in diesem Stadium erlernen, da sich allmählich noch gravierendere Veränderungen einstellen werden. Sofern Sie auch weiterhin miteinander schlafen wollen, gibt es im Verlauf der Schwangerschaft einiges zu bewältigen – ganz zu schweigen von der Phase nach der Geburt des Babys!
Frauen mit unveränderten sexuellen Bedürfnissen, bei denen keine medizinischen Gründe gegen den Geschlechtsverkehr sprechen, können während der Schwangerschaft neue Möglichkeiten entdecken, sexuelle Befriedigung zu geben und zu empfangen. Das kann sehr befreiend sein, wenn man auf Gewohntes keine Lust hat oder es nicht tun kann, sofern man sich selbst die sexuelle Offenheit gestattet, Alternativen zu entdecken.
»Alternative« muß schließlich nicht unbedingt Akrobatiksex bedeuten. Die jeweilige »Alternative« ergibt sich aus den bisherigen sexuellen Praktiken. Natürlich sind manche Paare mehr auf Abenteuer aus als andere.
Versuchen Sie, offen zu bleiben. In Zusammenhang mit Sex bestehen häufig völlig unnötige Schuldgefühle, die beim Ausprobieren neuer Stellungen zum Vorschein kommen. Wenn Ihnen Ihr Tun Spaß macht und Sie keinem dabei weh tun, ist eigentlich nicht einzusehen, was an der Sache schlecht sein sollte. Voraussetzung ist dabei immer, daß Sie sich selbst gegenüber ehrlich sind. Drängen Sie Ihren Partner zu nichts, und lassen auch Sie sich nicht zu Praktiken drängen, mit denen Sie sich nicht *beide* wohl fühlen.

Außerhalb der Schwangerschaft zieht sich die Gebärmutter während der sexuellen Erregung nach oben zurück, was ein Verlängern und Ausweiten der Vagina zur Folge hat. Infolgedessen trifft der Penis nicht direkt auf den Gebärmutterhals. Während der Schwangerschaft findet diese Bewegung der Gebärmutter beim Geschlechtsverkehr häufig nicht statt, so daß der Penis gegen den Gebärmutterhals stößt und dadurch Schmerzen oder Unbehagen verursacht. Während dieses Phänomen in der frühen Schwangerschaft am ehesten auf hormonelle Veränderungen zurückzuführen ist, verhindert später das Gewicht der Gebärmutter, daß diese nach oben gleitet. Machen Sie sich darüber keine unnötigen Sorgen, und versuchen Sie, heftige Stöße gegen den Gebärmutterhals nach Möglichkeit zu vermeiden.

Zu Beginn der Schwangerschaft kann es manchmal vorkommen, daß der Penis beim Zustoßen einen Eierstock zwischen der Gebärmutterhalsrückwand und dem Steißbein einklemmt, was zu Schmerzen beim Geschlechtsverkehr führt. Zu Schwangerschaftsbeginn ist der Eierstock, der die mittlerweile befruchtete Eizelle ausgestoßen hat, meistens vergrößert. Zudem sondert er über eine kleine Zyste auf seiner Oberfläche ein schwangerschaftserhaltendes Hormon ab, bis die Plazenta etwa ab dem vierten Monat diese Aufgabe übernehmen kann. Sobald die Plazenta richtig funktioniert, schrumpft der Eierstock wieder auf seine normale Größe.

Die hormonellen Veränderungen bewirken auch ein Lockern der Bänder, die die Knochen zusammenhalten, damit sich bei der Geburt die Öffnung des Beckens vergrößern kann. Während der Schwangerschaft können jedoch die Knochen an der Beckenvorder- und -rückseite infolge der gelockerten Bänder sehr leicht gegeneinander verschoben werden. Gewisse Stellungen während des Geschlechtsverkehrs können das Becken belasten und bisweilen Schmerzen verursachen. Versuchen Sie es in diesem Fall mit einer anderen Stellung!

Ein unangenehmes Gefühl auf der Vulva- oder Scheidenschleimhaut oder Trockenheit können auf Soor oder eine andere Infektion (siehe weiter unten) beziehungsweise auf eine zu geringe Schleimproduktion zurückzuführen sein. Sonst ist eine trockene Vagina meist in einer zu geringen Erregung – ausgelöst durch Streß, Sorgen oder die Unfähigkeit zur Entspannung – oder einfach in starker Müdigkeit (siehe S. 69) begründet. In diesem Fall können Sie ein Gleitmittel, zum Beispiel Gleitgelen (oder ein anderes Mittel auf Wasserbasis), verwenden, aber auch Speichel kann sich als nützlich erweisen. Verwenden Sie keine Gleitmittel, wenn Sie nicht erregt sind oder Sorgen und Befürchtungen vor dem Partner verbergen möchten. Sprechen Sie über all Ihre Sorgen, und versuchen Sie, sowohl in bezug auf die Schwangerschaft als auch auf Ihre sexuellen Bedürfnisse wirklich ehrlich zu sein.

Wie sicher ist Sex?

Viele werdende Eltern befürchten, daß Sex während der Schwangerschaft ein Sicherheitsrisiko für das Kind darstellen oder in den ersten Schwangerschaftsmonaten zu einer Fehlgeburt führen kann. Alle bisherigen Forschungsergebnisse weisen jedoch darauf hin, daß der Geschlechtsverkehr in einer komplikationslos verlaufenden Schwangerschaft gefahrlos stattfinden kann. Heute raten Ärzte kaum noch von Sex in der Schwangerschaft ab, sofern keine speziellen Gründe dafür vorliegen. Man glaubt heute sogar, daß Streß und Spannungen in der Beziehung wegen des Verbotes der sexuellen Betätigung in der Schwangerschaft viel schwerer wiegen als mögliche Vorteile einer Enthaltsamkeit.

Viele frühzeitige Fehlgeburten sind darauf zurückzuführen, daß der Embryo geschädigt ist und sich dadurch nicht richtig entwickeln kann. Auch Störungen des Immunsystems der Mutter, eine mißgebildete Gebärmutter, ein klaffender Muttermund, Hormonmangel und bestimmte Krankheiten können Gründe für eine Fehlgeburt sein. Wenngleich es häufig gerade nach dem Geschlechtsverkehr zu einer Fehlgeburt kommt, bedeutet dies jedoch keinesfalls, daß sie bei Enthaltsamkeit vermeidbar gewesen wäre. Die Gynäkologin und Sexualtherapeutin Fran Reader vertritt hierzu folgende Meinung: »Sex kann manchmal der Auslöser für eine Fehlgeburt zu einem bestimmten Zeitpunkt sein, aber er ist nicht der Grund für die Fehlgeburt.«

Die Aussage, daß Sex in einer normalen Schwangerschaft sicher ist, setzt voraus, daß das Paar gelernt hat, auf den Körper der Frau zu hören. Untersuchungen über die Unschädlichkeit des Geschlechtsverkehrs wurden nicht bei Paaren angestellt, denen Sex angeraten oder verboten wurde, sondern bei Paaren, die aus eigener Entscheidung sexuell aktiv waren oder nicht. Es kann durchaus sein, daß Paare recht haben, die in gewissen Phasen der Schwangerschaft (einschließlich der ersten drei Monate) auf Sex verzichten. Häufig wissen die Menschen sehr viel mehr über ihren eigenen Körper, als die Medizin erklären kann. Vielleicht »weiß« der weibliche Körper ganz einfach, wann der Geschlechtsverkehr sicher oder unsicher ist. Wenn eine Frau das eindeutige Gefühl hat, daß ihr Sex nicht guttut, oder wenn sie gewisse Praktiken als unangenehm empfindet, sollten sie und ihr Partner diese Gefühle ernst nehmen.

Frühere Fehlgeburten

Einige Ärzte und Hebammen raten Frauen, die in einer früheren Schwangerschaft eine Fehlgeburt hatten, vom Geschlechtsverkehr im ersten Schwangerschaftsdrittel ab, oder sie empfehlen ihnen, an jenen Tagen enthaltsam zu bleiben, an denen normalerweise die Monatsblutung stattgefunden hätte. Dies ist eine reine Sicherheitsmaßnahme. Es gibt zwar keinen eindeutigen Hinweis darauf, daß diese vorübergehende Enthaltsamkeit etwas bewirkt, andererseits kann aber auch niemand sagen, daß das Gegenteil der Fall sei.

Blutungen

Schmierblutungen (geringe Mengen von Blut) oder auch stärkere Blutungen sind im ersten Schwangerschaftsdrittel nichts Ungewöhnliches und führen meist zu keinen ernsteren Komplikationen. Medizinisch bezeichnet man derartige Blutungen aber dennoch als »drohende Fehlgeburt«, und sie werden auch so behandelt, bis jede Gefahr gebannt ist. Die bei einer Schmierblutung abgegangene Blutmenge läßt ernstere Komplikationen kaum erwarten. Wenngleich um so mehr Grund zur Sorge besteht, je mehr Blut abgeht, muß selbst eine stärkere Blutung keinesfalls ein sicheres Anzeichen für einen bevorstehenden Abort sein. Die meisten Ärzte und Hebammen empfehlen in solchen Fällen sexuelle Abstinenz, bis sich herausgestellt hat, daß die Blutungen ungefährlich sind. Sicherlich ist auch hierbei eher die Motivation »sicher ist sicher« als die klare wissenschaftliche Erkenntnis ausschlaggebend.

Wenn unmittelbar nach dem Geschlechtsverkehr Blutungen auftreten, stammt das Blut häufiger aus dem Muttermund als aus der Gebärmutter. Manchmal wird die Schleimhaut des Gebärmutterhalskanals an der Oberfläche des Muttermundes sichtbar. Bei deren Verletzung spricht man (eher mißverständlich) von Zervikalerosion. Da diese Schleimhaut dünner als die restliche Oberfläche des Muttermundes ist, blutet sie leichter, wenn der Penis während des Geschlechtsverkehrs daran stößt.

Die Schwangerschaft wird dadurch nicht gefährdet, die Blutungen können aber wiederholt während oder nach dem Geschlechtsverkehr auftreten, wenn Sie nicht verhindern, daß der Penis zu weit eindringt oder zu fest auf den Muttermund stößt. Da man natürlich nie völlig sicher sein kann, daß die Blutungsursache nur eine unbedeutende Verletzung der Schleimhaut ist, sollte man zukünftige Blutungen möglichst vermeiden.

Damit erspart man sich gleichzeitig ständige Sorgen und häufige Untersuchungen. Seltener ist ein Polyp Ursache einer Blutung, die nicht aus der Gebärmutter selbst stammt. Polypen sind kleine, traubenähnliche, sehr stark durchblutete Fortsätze der Gebärmutter oder des Gebärmutterhalses. Sie stellen für die Schwangerschaft keine Gefahr dar.
Wenn jedoch der Verdacht besteht, daß das Blut aus der Gebärmutter stammt – oder wenn der Arzt oder die Hebamme dies nicht ausschließen kann –, wird man zur Abklärung eine Ultraschalluntersuchung durchführen. Sofern das Ultraschallbild keine Veränderungen zeigt und die Blutungen aufhören, können Sie Ihr Liebesleben aus medizinischer Sicht wiederaufnehmen. Entscheiden Sie nach Ihrem Gefühl, wenn Sie sich unsicher fühlen oder Sie beziehungsweise Ihr Partner lieber bis zum Ende des ersten Schwangerschaftsdrittels abwarten wollen.
Manchmal sind starke Blutungen ein Hinweis auf eine Zwillingsschwangerschaft, wobei einer der Zwillinge abgestorben ist. Sie können Ihr normales Sexualleben wieder aufnehmen, wenn die Situation geklärt ist und es dem zweiten Kind gutgeht.
Wenn nicht nur reines Blut aus der Vagina austritt (sondern beispielsweise Blutklumpen und andere Gewebeteile), sollten Sie dieses Gewebe möglichst aufbewahren und Ihrem Arzt zeigen, damit er den Grund der Blutung feststellen kann.

Schmerzen

Schmerzhafte Bauchkrämpfe können ebenfalls ein Anzeichen einer drohenden Fehlgeburt sein, ein sicherer Hinweis sind sie jedoch nicht. Bei Bauchkrämpfen sollte man sicherheitshalber die sexuelle Aktivität bis zur Abklärung der Ursache einstellen, insbesondere, wenn die Schmerzen während oder nach dem Geschlechtsverkehr auftreten (siehe auch die nächsten beiden Kapitel).
Fragen Sie genauer nach, wenn Ihnen der Arzt oder die Hebamme empfiehlt, auf Sex zu verzichten, was mit dieser Empfehlung gemeint ist. Viele Paare verlassen die Sprechstunde, ohne wirklich verstanden zu haben, was sie unterlassen sollen und aus welchen Gründen. Sie stellen dann entweder krampfhaft alle sexuellen Aktivitäten ein oder fühlen sich ängstlich oder schuldig, nur weil sie die vermeintlichen Empfehlungen nicht beachtet haben. Fragen Sie daher im Zweifelsfall genau nach: Sollen wir vermeiden, daß der Penis eindringt oder daß er weit eindringt? Wie steht es mit einem Orgasmus? Samenflüssigkeit in der Vagina? Sexueller Erregung? Und wie lange sind diese Vorsichtsmaßnahmen einzuhalten? Die ganze Schwangerschaft hindurch? Bis zur 12. oder 14. Woche? Bis zur 37. Wo-

che? Wahrscheinlich ist dies leichter gesagt als getan, aber stellen Sie klare Fragen, und bestehen Sie auf klaren Antworten!

Infektionen

Manche Geschlechtskrankheiten können während der Schwangerschaft zum Problem werden – entweder sind Frauen in dieser Zeit anfälliger für diese Krankheiten, oder sie stellen eine Gefahr für Mutter und Kind dar. Lassen Sie die Ursache abklären, wenn Sie während der Schwangerschaft abnormen Ausfluß feststellen (bei Frauen: andere Farbe, unangenehmer Geruch, eiterähnlich; bei Männern: jeder Ausfluß aus dem Penis), Wundsein, Juckreiz oder Ausschlag an den Genitalien besteht oder Schmerzen beim Wasserlassen auftreten.

Es gibt zwei grundlegende Vorsichtsmaßnahmen, um Infektionen weitgehend zu vermeiden: Wenn Sie Analverkehr in irgendeiner Form betreiben, sollte nichts (auch nicht ein Finger) in die Vagina eingeführt werden, was nicht zuvor gründlich gewaschen wurde. Vermeiden Sie auch sexuelle Zufallskontakte oder Geschlechtsverkehr mit Partnern, die häufig den Partner wechseln – oder verwenden Sie ein Kondom. Selbst bei größter Vorsicht können Sie sich dennoch infizieren. Die beiden häufigsten Infektionen, Soor und bakterielle Scheidenentzündung, werden meist nicht durch Sexualkontakte übertragen und verschwinden oft spontan (siehe unten).

Sie können unwissentlich Überträger einer Geschlechtskrankheit sein, wenn Sie oder ein Partner jemals einer Risikogruppe angehört haben (häufiger Partnerwechsel, homosexuelle Partner, intravenöse Drogeneinnahme, ungeschützter Sex in risikoreichen Regionen), selbst wenn dies schon Jahre zurückliegt. In diesem Fall empfiehlt es sich, einen entsprechenden Test durchführen zu lassen. Lassen Sie sich vom Urologen oder vom Hautarzt untersuchen! Sie können beruhigt sein, alle Ergebnisse werden streng vertraulich behandelt.

Die meisten Geschlechtskrankheiten können latent vorliegen, ohne daß der Betroffene etwas davon bemerkt. Manchmal – vor allem bei Herpes und Genitalwarzen – kommt es während der Schwangerschaft zu einem ersten sichtbaren Ausbruch der Krankheit, auch wenn die Infektion schon längere Zeit zurückliegt.

Bedenken Sie, daß eine aktuelle Diagnose nicht unbedingt auf eine Neuinfektion hinweist und auch kein Beweis für sexuelle Untreue in jüngerer Zeit oder für sexuelle Untreue überhaupt ist. Ihr Partner kann sich schon infiziert haben, bevor Sie einander überhaupt kennengelernt haben. Im folgenden werden weitere Hinweise auf die beiden häufigsten genitalen Erkrankungen während der Schwangerschaft gegeben.

Soor (Candida albicans, Candida-Mykose oder Moniliasis)
Diese Infektion tritt im allgemeinen sehr häufig und verstärkt während der Schwangerschaft auf. Soor kann symptomfrei verlaufen oder stark jucken und Wundgefühl sowie Ausfluß verursachen. Er ist zwar weder für Mutter noch Kind gefährlich, kann aber unbehandelt für beide äußerst unangenehm werden.

Versuchen Sie es mit Hausmitteln: Bestreichen Sie Vagina und Vulva mit Joghurt, oder verwenden Sie Teebaumölpessare oder -creme. Teebaumöl ist ein natürliches pilzabtötendes Mittel, das gleichzeitig antibakteriell wirkt. Unter den herkömmlichen Methoden hat sich bei schwangeren Frauen die Behandlung mit Clotrimazol (Canesten®) als wirksamer als mit Nystatin erwiesen. Beide Medikamente gelten als ungefährlich während der Schwangerschaft.

Sie können eine weitere Behandlung bis kurz vor der Entbindung aufschieben, wenn Sie die Pilzinfektion nicht übermäßig stört oder diese erneut auftritt. Spätestens zu diesem Zeitpunkt sollten Sie sich jedoch zu einer Behandlung entschließen, damit sich der Säugling nicht während der Geburt infiziert und eine orale Pilzinfektion (weiße Flecken im Mund) bekommt. Auch orale Pilzinfektionen sind ungefährlich, sie können aber sehr unangenehm sein und sollten unbedingt behandelt werden (entweder mit Daktar® Mundgel oder mit Nystatin). Eine weiterhin bestehende vaginale Pilzinfektion kann nach der Geburt problemlos ausgeheilt werden. Nach der Schwangerschaft verschwindet auch die Anfälligkeit gegenüber Pilzinfektionen.

Ihr Partner muß seinen Penis unter der Vorhaut gründlich waschen, damit Sie sich nicht ständig wechselseitig anstecken. Eine Pilzinfektion kann er mit Joghurt oder Teebaumöl und durch gründliches Waschen unter der Vorhaut mit reinem Wasser ohne Seife behandeln. Weiterhin empfiehlt sich die Infektionsbehandlung mit Canesten®-Salbe.

Bakterielle Scheidenentzündung (Kolpitis, bakterielle Vaginose, anaerobe Vaginose)
Auch diese Entzündung tritt häufig auf – etwa ein Drittel aller Frauen erkrankt irgendwann im Leben daran. Die Infektion kann symptomfrei verlaufen, es kann aber auch ein wäßrig-weißgrauer Ausfluß mit fischartigem Geruch und Wundgefühl auftreten. Da die Krankheit nicht durch Geschlechtsverkehr übertragen wird, können Sie Ihren männlichen Partner nicht anstecken.

Die bakterielle Scheideninfektion selbst ist zwar wenig problematisch, man befürchtet jedoch, daß sie das Risiko einer Frühgeburt im dritten Schwangerschaftsdrittel erhöht. Derzeit wird intensiv auf diesem Gebiet geforscht.

Eine Schwangerschaft kann alle erdenklichen Gefühle hervorrufen, angefangen von euphorischem Glücksgefühl und Liebe bis hin zu völliger Panik oder manchmal sogar beidem. Der Umstand, daß eine geplante und erwünschte Schwangerschaft tatsächlich eingetreten ist, bringt häufig eine neue Zärtlichkeit in die Beziehung. In der Schwangerschaft entwickelt sich oft eine innige Paarbeziehung, und vielleicht stellen Sie in der ersten Begeisterung eine ganz neue Zuneigung zueinander fest. Viele Männer verhalten sich beschützend und liebevoll. Allerdings bedeuten diese Gefühle nicht immer auch ein aufregendes Liebesleben. Aus allen bisher genannten und noch zu erörternden Gründen steht Geschlechtsverkehr in den ersten zwölf bis vierzehn Schwangerschaftswochen häufig nicht ganz oben auf der Tagesordnung.
Wenn die Schwangerschaft unerwünscht oder unerwartet eintritt, löst dies häufig beträchtliche Spannungen aus. Ein Partner oder auch beide können sich wie Gefangene fühlen – besonders wenn die Beziehung noch nicht gefestigt ist oder die Verantwortung zu groß erscheint.

Meine Schwangerschaft war zwar nicht geplant, aber willkommen ... Wir waren erst seit einigen Monaten zusammen. Es geschah alles so schnell. Einerseits war ich sicher, daß alles wunderbar und richtig war. Andererseits lehnte ich mich dagegen auf nach dem Motto »das geht keinen etwas an«. Ich geriet in Panik, wenn ich an meine bedrohte Unabhängigkeit dachte. In den ersten drei Monaten war mir auch häufig übel, und ich machte mir überhaupt nichts mehr aus Lawrence. Im dritten Monat suchten wir dann den Familientherapeuten auf. Wir trennten uns, und ich konnte mich einige Wochen lang darauf einstellen, wie es sein würde (auf mich allein gestellt zu sein). Dann kamen wir wieder zusammen, sprachen viel miteinander und wagten schließlich den Schritt zu heiraten ... Von da an ging es uns plötzlich gut, und ab dem siebenten Monat bis etwa drei Tage vor der Geburt war unser Liebesleben einfach wunderbar. (Nicola, Sohn 10 Mon.)

Es muß wohl nicht eigens betont werden, daß die Schwierigkeiten um so größer werden, wenn sich nur einer der Partner ein Kind wünscht oder Meinungsverschiedenheiten auftreten, was angesichts der Schwangerschaft zu tun sei. In solchen Situationen kommt es natürlich noch viel häufiger zu Unstimmigkeiten und (oft unsinnigerweise) zu Schuldzuweisungen.
Aber auch eine Wunschschwangerschaft kann Spannungen mit sich bringen. Ängste wegen des Verlustes der Unabhängigkeit haben nicht nur Paare, für die die Schwangerschaft einen Schock darstellt. Vor allem

Frauen – manchmal auch Männer – machen sich Sorgen über ihre Eignung als Eltern. Vor allem Männer – manchmal aber auch Frauen – haben Angst, nicht gut für die neue Familie sorgen zu können, oder sie fühlen sich mit einer Aufgabe konfrontiert, die ihnen nicht besonders liegt. Viele Frauen empfinden es zumindest zeitweilig als ungerecht, daß sie alle körperlichen Belastungen tragen müssen, während sich Männer aus der ganzen Angelegenheit ausgeschlossen fühlen können.

In der Schwangerschaft werden Frauen oft emotional abhängiger von ihrem Partner. Sie sind unter Umständen äußerst verletzlich, und ihre Gefühle schwanken von einem Extrem zum anderen. Manche Paare genießen ein neues Zugehörigkeitsgefühl, für andere kann es hingegen schockierend sein, wenn sich die Frau plötzlich schwach und der Mann benützt und eingesperrt fühlt.

Spannungen in der Beziehung können das Sexualleben natürlich zu jeder Zeit beeinträchtigen, eine erhöhte Wahrscheinlichkeit besteht aber besonders in der Schwangerschaft. Schließlich ist sie das direkte Ergebnis von sexueller Aktivität. Viele Paare sehen heute keinen direkten Zusammenhang zwischen Sexualität und Fortpflanzung, sofern sie kein Kind bekommen möchten oder die Frau bereits schwanger ist. Die Schwangerschaft konfrontiert uns unmittelbar mit dem grundlegenden Sinn der sexuellen Beziehung. Dieser Zusammenhang kann äußerst aufregend sein, wenn die Schwangerschaft erwünscht ist. Wenn dies nicht der Fall ist oder zwiespältige Gefühle vorliegen, kann einem »die Lust vergehen«.

Man sollte in jedem Fall wissen, woran man ist. Versuchen Sie, in Ihren Gesprächen Schuldzuweisungen zu vermeiden und zu verstehen, wie sich Ihr Partner fühlt. In diesem Buch wird wiederholt angesprochen, daß sich wesentlich seltener ablehnende Gefühle einstellen (die weitere Probleme bereiten), wenn Sie Ihre Sorgen und Befürchtungen äußern können und auch bereit sind, einander mitfühlend zuzuhören. Kehren Sie nicht einfach alles »bis nach der Geburt« unter den Teppich. Danach wird nichts einfacher. Ihre Nachtruhe wird gestört sein, Sie werden viel weniger Zeit für Gespräche haben, und Sie haben möglicherweise die Gelegenheit zu einer glücklicheren und freundschaftlichen Schwangerschaft vertan.

Sexuelle Aktivität während der Schwangerschaft kann eine befreiende Erfahrung sein, weil keine Verhütung nötig ist und weder die Angst vor einer Schwangerschaft noch das verkrampfte Bemühen, schwanger zu werden, vorherrscht.

Manche Leute verlieren jedoch das Interesse am Geschlechtsverkehr, sobald er »seinen Zweck erfüllt« hat und der Fetus heranwächst. Diese Haltung scheint bei Frauen viel häufiger als bei Männern anzutreffen zu sein. Hüten Sie sich jedoch vor der Annahme, daß Ihre Partnerin diese

Einstellung vertritt, nur weil sie in der Schwangerschaft keinen Sex möchte.

Mein Mann warf mir vor, Sex nur zu wollen, um Kinder zu bekommen, und mich für ihn gar nicht zu interessieren. Es stimmt zwar, daß Sex viel wichtiger war, als wir versuchten, ein Kind zu bekommen, aber es stimmt überhaupt nicht, daß ich kein Interesse für »unproduktiven« Sex habe.
(Sarah, Söhne 3 J. und 3 Mon.)

Wenn eine Schwangerschaft schon seit langer Zeit beabsichtigt war, fühlen Sie sich wahrscheinlich erleichtert, sobald sich ein Erfolg einstellt. Eine Pause ist vielleicht im Sinne beider Partner, wenn das Sexualleben zur Last wurde und Sie immer zu gewissen Zeiten miteinander schlafen mußten.

Nach etwa einem Jahr ohne Verhütung und nach sechs Monaten aktiver Versuche kam ich zu der Auffassung, daß ich unfruchtbar sein müsse. Ich begann mit Temperaturmessungen (um die fruchtbaren Tage herauszufinden), was mich sehr unter Druck setzte, weil ich immer wußte, daß »heute die Nacht sein müßte«. Dann mußten wir einfach miteinander schlafen. Schon im dritten oder vierten Zyklus machte das überhaupt keinen Spaß mehr. Man hat es einfach satt. Man wird ablehnend und zornig. Es wurde ziemlich anstrengend. Ich war so froh, daß es nur acht Monate bis zur Schwangerschaft dauerte. Sobald ich schwanger war, legten wir eine Pause ein. Wir legten sozusagen beide den Retourgang ein. Zwar hatten wir noch eine körperliche Beziehung – Zärtlichkeiten und Kuscheln –, aber weiter gingen wir nicht. Sobald wir ausgingen, war es besser. Immer wenn wir außer Haus waren, wurde es besser. Sexualität war zur Last und zu einer weiteren Pflicht geworden, und es dauerte ziemlich lange, bis wir durch körperliche Liebe wieder unsere Gefühle ausdrücken konnten. (Sammie, Sohn 2 J.)

Wenn es lange dauert, bis sich die Schwangerschaft schließlich einstellt, oder wenn komplizierte und unangenehme Untersuchungen und Behandlungen nötig sind, kann sich ein sehr starkes Schutzbedürfnis gegenüber dem so ersehnten Fetus einstellen. Gleichzeitig fürchtet man, irgend etwas zu tun, was ihn irgendwie schädigen könnte. Die Angst, dem Säugling weh zu tun, ist auch bei Frauen mit normal verlaufenden Schwangerschaften und schnell erfülltem Kinderwunsch weit verbreitet. Männer können davon ebenso betroffen sein wie Frauen.

In meiner ersten Schwangerschaft machte ich mir große Sorgen wegen der schädlichen Folgen von Sex, und zwar vor allem zu Beginn und am Ende der neun Monate. Ich glaube, da äußert sich ein sehr primitiver Schutzmechanismus, und man vermeidet einfach alles, was dem Sprößling schaden könnte. (Joanne, Sohn 3 J., Tochter 1 J.)

Wir beide waren von der Vorstellung beunruhigt, welche Auswirkungen körperliche Liebe auf das Baby haben könnte. Schließlich beschafften wir uns Literatur zu diesem Thema und fühlten uns sicherer. Er fand es eigentlich schwieriger als ich, die psychologische Barriere zu überwinden, die es bedeutet zu wissen: »Da ist ein Baby drin.« Das fand ich seltsam. Ich dachte, daß eigentlich ich es sein müßte, die ein größeres Bedürfnis entwickeln würde, unser Kind zu schützen. (Janet, Söhne 8 J. und 4 J.)

Wir verzichteten in den ersten drei Monaten auf Sex, weil ich zuvor eine Fehlgeburt gehabt hatte ... Danach machte ich mir keine Sorgen mehr über das Baby, obwohl ich immer noch manchmal daran dachte, wenn ich den Sex als unangenehm empfand, aber Sorgen hätte ich mir nur bei Blutungen gemacht. (Jane, Tochter 18 Mon.)

Ich versuchte bewußt, sanfter zu sein und mich beim Sex nicht so hart und stürmisch zu verhalten. (Philip, Tochter 7 Mon.)

Wir hatten für die Schwangerschaft eine Hormonbehandlung benötigt. In der Schwangerschaft verzichteten wir auf Sex. Nicht, weil wir keine Lust gehabt hätten, sondern weil wir es für das Baby für sicherer hielten – obwohl uns die Ärzte gesagt hatten, das wäre kein Problem. Wir verzichteten auf das Eindringen, und auch sonst waren wir sehr zurückhaltend. Der Verzicht fiel uns allerdings nicht sehr schwer, weil das Kind für uns so wichtig war.
(Roy, Sohn 3 J.)

Besonders schwierig ist es, mit solchen Ängsten umzugehen, wenn nur ein Partner betroffen ist.

Sobald wir wußten, daß ich schwanger war, hielt sich mein Mann von mir fern. Er sagte, er würde das Baby verletzen. Irgendwo hatte er gelesen, daß ein Orgasmus zu einer Fehlgeburt führen könnte, und deshalb berührte er mich nicht einmal. Ich sagte ihm, das sei schon in Ordnung. Dabei wurden meine sexuellen Bedürfnisse immer stärker. Noch nie in meinem Leben hatte ich ein so intensives sexuelles Verlangen gespürt. Ich mußte mich immer wieder selbst befriedigen. Er tat währenddessen dasselbe. (Sarita, Tochter 1 J.)

Natürlich können Sie sich von Fachleuten beraten lassen, wenn ein Partner besonders besorgt ist, aber bei anhaltenden Sorgen sollte man doch lieber andere Möglichkeiten suchen, einander seine Liebe zu zeigen, bis das erste Schwangerschaftsdrittel vorüber ist.

Die neun langen Schwangerschaftsmonate können helfen, sich auf die neue Elternrolle vorzubereiten, noch bevor es tatsächlich soweit ist. Dieser Prozeß beginnt schon in dem Augenblick, in dem klar ist, daß ein Kind unterwegs ist. Wenn Sie die Sache in diesem Licht sehen und einander bei der Vorbereitung helfen können, wird die Schwangerschaft glücklicher verlaufen, und Sie werden es nach der Geburt des Kindes leichter haben.

Das zweite Schwangerschaftsdrittel

Körperliche Auswirkungen

Vom vierten bis zum sechsten Schwangerschaftsmonat fühlen sich die meisten Frauen am wohlsten. Für manche bedeutet diese Zeit geradezu einen Höhenflug und »blühendes« Aussehen, während andere nur etwas weniger blaß und mitgenommen sind. Die häufigsten Symptome des ersten Schwangerschaftsdrittels sollten langsam verschwinden oder zumindest nachlassen. Viele Frauen sind weniger müde, meist endet auch die Übelkeit, wenngleich es sicher Ausnahmen gibt.

Die Brüste sind in der Regel fester, die extreme Empfindlichkeit kann bestehenbleiben. Häufig sind sie noch immer zu empfindlich, um beim Liebesleben eine Rolle zu spielen, bei manchen Frauen kann eine Berührung hingegen sogar besondere Lustgefühle auslösen.

Meistens verstärkt sich während der Schwangerschaft die Sekretbildung in der Vagina, und manche Frauen stellen einen schwach riechenden, weißlichen Vaginalausfluß fest. Dieser wird als Leukorrhoe bezeichnet; er ist völlig normal und unschädlich. Männer lassen sich dadurch aber bisweilen von oralem Sex abhalten.

Einzelne Körperregionen werden dunkler, oft bilden sich Schwangerschaftsstreifen auf der Haut. Bei einigen Frauen tritt ein sogenanntes Chloasma auf, dunkle, abgegrenzte Flecken im Gesicht und/oder eine braune Linie vom Nabel bis zur Schambehaarung, die meist nach der Geburt wieder verschwinden. Schwangerschaftsstreifen können auf Bauch, Beinen oder Gesäß auftreten. Diesen kann man unter Umständen durch Gewichtskontrolle ein wenig vorbeugen, aber im allgemeinen bekommt man sie bei entsprechender Veranlagung dennoch. Schwangerschaftsstreifen werden zwar nach der Geburt heller, sie verschwinden aber nie wieder vollkommen. Sie sollten diese Streifen als Auszeichnung für Ihre Mutterschaft ansehen.

In der Mitte des zweiten Schwangerschaftsdrittels werden einige Frauen erst einen gewissen Bauchansatz erkennen, während die Schwangerschaft bei anderen schon deutlich zu sehen ist. Die meisten Paare fühlen

sich bis zum dritten Schwangerschaftsabschnitt von dem wachsenden Bauch nicht gestört, vielleicht müssen sie aber bereits mit anderen Stellungen experimentieren, um einen direkten Druck auf den Bauch zu vermeiden. Solange der Bauch klein ist, kann der Mann in der Missionarsstellung sein Gewicht mit den Händen abstützen. Häufig fallen jedoch Stellungen leichter, bei denen er von hinten oder seitlich eindringt.
Der schwangere Bauch wird nach dem Orgasmus härter, da sich die Gebärmutter zusammenzieht. Keine Angst, es handelt sich nicht um ein Anzeichen für bevorstehende Wehen, sondern um einen ganz normalen Vorgang. Frauen, die nach einem Orgasmus starke Krämpfe bekommen, sollten die Hebamme oder den Gynäkologen nach eventuellen Risiken befragen.
In dieser mittleren Phase wird das Sexualleben als besonders erfüllend empfunden, da die Genitalregion durch die Schwangerschaft besser durchblutet wird und dadurch häufig für sexuelle Berührungen besonders empfänglich ist. Während manche Frauen keine Veränderung bemerken, erreichen andere viel leichter einen Orgasmus und/oder empfinden diesen intensiver. Einige Frauen sind in dieser Zeit beinahe ständig erregt.

Ich erinnere mich noch genau, wie unglaublich sexy ich mich in der Schwangerschaft fühlte, ein Gefühl, das im Laufe der neun Monate immer stärker wurde. Ich hatte von diesem Phänomen noch nie zuvor gehört. Eigentlich hatte ich erwartet, daß in der Schwangerschaft unsere sexuelle Beziehung eher in den Hintergrund treten würde. Es war für meinen Mann und mich eine lustige Erfahrung, denn ich konnte beispielsweise nicht einmal mehr im Zug fahren, ohne sofort sexuell erregt zu werden.
(Margaret, Tochter 10 J.)

Manche Frauen empfinden die bessere Durchblutung auch als störend. Die Schwangerschaftshormone können den Rückfluß des Blutes durch den Körper hemmen, so daß sich der ganze Genitalbereich schwer und angeschwollen anfühlt. Einige Schwangere bekommen Krampfadern in Vulva oder Vagina (ganz ähnlich den Krampfadern in den Beinen) und Hämorrhoiden (also Krampfadern im Analbereich). Sexuelle Erregung verstärkt das Schweregefühl zusätzlich, und der Orgasmus kann schwierig zu erreichen und weniger befriedigend sein, danach kann ein gewisses Völlegefühl zurückbleiben.
Sie können dem Schweregefühl und Unbehagen durch Krampfadern entgegenwirken, wenn Sie nicht den ganzen Tag auf den Beinen stehen. Legen Sie sich möglichst oft auf die Seite, so daß das Blut nicht aufwärts fließen muß, wenn es von den Beinen zum Körper zurückfließt. Liegen

auf dem Rücken hilft hier kaum, da das Gewicht der Gebärmutter auf die Hauptvene am Rücken drücken kann.
Die in Schwangerenkursen häufig empfohlene Hockstellung ist ebenfalls für Krampfadern in Vulva oder Vagina nicht ratsam. Bei starkem Unbehagen helfen manchmal kalte Kompressen; gegen Hämorrhoiden gibt es zahlreiche rezeptfreie konventionelle und auch homöopathische Salben. Krampfadern in Vulva und Vagina verschwinden nach der Geburt wieder. Hämorrhoiden können bestehenbleiben, verursachen aber bei regelmäßigem Stuhlgang weniger Beschwerden.
Kegelübungen (siehe weiter unten) lindern bisweilen das Schweregefühl und das Unbehagen durch die Krampfadern, da dadurch der Rückfluß des Blutes angeregt wird. Manche Leute glauben sogar, daß die Übungen dazu beitragen, den Beckenboden bei der Geburt zu schonen und Probleme nach der Geburt, etwa Vagina- und Gebärmuttervorfall (Prolaps) sowie Harninkontinenz (das Austreten von Harn beim Husten, Springen oder – manchmal – beim Sex), zu vermeiden. Ein kräftiger Beckenboden, den Sie bewußt kontrollieren, kann sich auch positiv auf Ihr Sexualleben auswirken. Spannungs- und Entspannungsübungen für den Beckenboden verstärken die Gefühlsintensität beim Geschlechtsverkehr bei beiden Partnern.

Beckenbodenübungen

Der Beckenboden besteht aus mehreren Muskeln. Die innere Muskelschicht stabilisiert Gebärmutter, Darm und Blase. Die äußere Schicht umgibt Vagina und Harnröhre vorn und den Anus hinten in Form einer Acht (siehe Abbildung S. 28). Es ist nicht verwunderlich, daß der Beckenboden im Verlauf der Schwangerschaft und insbesondere während der Wehen und der eigentlichen Geburt zunehmendem Druck ausgesetzt ist.
Spannen Sie Ihre Muskeln rund um den Genitalbereich an, ohne gleichzeitig den Magen oder die Gesäßmuskeln zu spannen. Halten Sie dabei nicht den Atem an. Legen Sie sich auf den Rücken, und legen Sie die Beine hoch (wenn Ihnen die Rückenlage bereits unbequem ist, setzen Sie sich auf einen Sessel), wenn Sie damit Schwierigkeiten haben oder den Beckenboden nicht sofort fühlen können. Legen Sie Ihre Hand zwischen Ihre Beine, und versuchen Sie es noch einmal. Nun sollten Sie ein leichtes Ziehen im Beckenboden fühlen. Sie können aber auch zwei Finger in die Vagina einführen und diese zusammenpressen.
Es kann eine Weile dauern, bis Sie den Beckenboden unabhängig von anderen Muskeln anspannen oder fühlen können, daß er sich tatsächlich bewegt. Sie sollten weiterhin üben, da dies die Sache erleichtert.

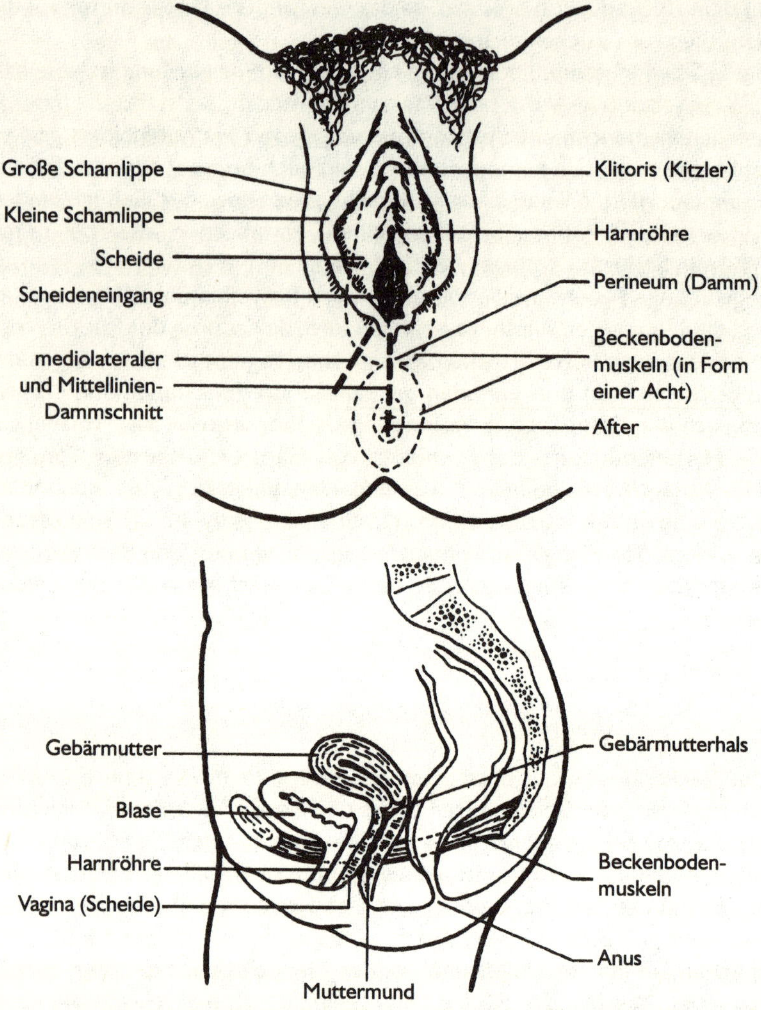

Die Muskulatur des Beckenbodens

Führen Sie zur Stärkung Ihrer Muskeln folgende Übungen durch, wiederholen Sie jede einzelne, und üben Sie mehrmals täglich:

- Spannen Sie den Beckenboden, und heben Sie ihn so weit wie möglich an, senken Sie ihn anschließend in mehreren Etappen.
- Atmen Sie tief. Spannen Sie den Beckenboden an, heben Sie ihn mit jedem Einatmen langsam nach oben, senken Sie ihn beim Ausatmen.

- Übung wie oben, halten Sie den Beckenboden angespannt, während Sie aus- und wieder einatmen, oder spannen Sie ihn an, halten Sie ihn angespannt, zählen Sie dabei bis vier und später bis zehn. Atmen Sie gleichmäßig weiter.
- Stellen Sie sich vor, Ihr Beckenboden wäre ein Lift. Ziehen Sie ihn langsam nach oben, senken Sie ihn anschließend langsam. Nun stellen Sie sich vor, der Lift müßte in vier Stockwerken halten. Ziehen Sie ihn bis zum ersten Stock, halten Sie an. Ziehen Sie ihn weiter nach oben bis zum zweiten Stock, halten Sie wiederum an und so weiter. Verfahren Sie ebenso beim Senken. Vermutlich erscheint Ihnen diese Übung anfangs schwierig, und Sie werden sie nicht auf Anhieb meisterhaft beherrschen. Mit einiger Übung können Sie jedoch sehr davon profitieren.
- Heben Sie den Beckenboden an, senken Sie ihn, entspannen Sie die Muskeln schließlich ganz. Stellen Sie sich vor, wie der Kopf des Babys nach unten wandert, und atmen Sie aus, wobei Sie den Beckenboden freigeben (nicht pressen), um das Baby hindurchzulassen.

Im Idealfall sollten Sie alle angeführten Übungen mehrmals täglich durchführen. Denken Sie daran, daß Sie sich damit etwas Gutes tun. Eine gedankliche Hilfe ist die Verbindung dieser Übungen mit einer alltäglichen Verrichtung – mit dem Warten an der Ampel, mit dem Gang zur Toilette (besser danach als davor), mit dem Händewaschen oder ähnlichen Banalitäten.

Wie sicher ist Sex?

Nun ist die Schwangerschaft fortgeschritten, die Plazenta funktioniert, und das Fehlgeburtsrisiko ist weitgehend gebannt. Damit ist für die meisten Frauen die sicherste und sexuell befriedigendste Zeit angebrochen. Hören Sie dennoch weiterhin auf Ihren schwangeren Körper. Machen Sie nichts, was Ihnen unangenehm ist. Fangen Sie sanft mit dem Geschlechtsverkehr an, wenn Sie im ersten Schwangerschaftsdrittel darauf verzichtet haben.

Vielleicht haben Sie gehört oder gelesen, daß Cunnilingus (oraler Geschlechtsverkehr bei der Frau) in der Schwangerschaft riskant sei. Das ist falsch. Dieses Mißverständnis ist auf einige wenige Fälle mit tödlichem Ausgang zurückzuführen, bei denen der schwangeren Frau Luft in die Vagina geblasen wurde. Wenn Luft mit einem gewissen Druck in die Vagina geblasen wird, kann sie durch den Muttermund in die Gebärmutter dringen und über die Plazenta in die Blutbahn gelangen. Oraler Geschlechtsverkehr ist also unbedenklich, wenn Sie darauf verzichten, Luft in die Vagina zu blasen.

Klaffender Muttermund, Cerclage

Nach einer Cerclage (eine Naht, mit der ein klaffender Muttermund verschlossen wird) empfiehlt es sich, auf das Eindringen des Penis und auf Orgasmen zu verzichten.

Blutungen

Eine Blutung während der zweiten Schwangerschaftshälfte (Ende des zweiten und Anfang des dritten Drittels) kann gefährlicher sein als eine frühere Blutung.
Bei etwa fünfzig Prozent aller Frauen, die in der zweiten Schwangerschaftshälfte zu Blutungen neigen, werden schließlich eine Plazentaablösung oder eine tiefliegende Plazenta (Placenta praevia) diagnostiziert. Bei den anderen Frauen ist kein eindeutiger Grund festzustellen. Sowohl eine Plazentaablösung als auch eine falsch liegende Plazenta können zu schweren Blutungen führen (hoher Blutverlust), eine Plazentaablösung kann sogar den Tod des Fetus bewirken. Daher ist es bei Blutungen in der fortgeschrittenen Schwangerschaft unbedingt nötig, möglichst rasch ärztliche Hilfe in Anspruch zu nehmen. Eine Ultraschalluntersuchung ermöglicht es dem Arzt, Aussagen über den Zustand des Fetus und die Lokalisation der Plazenta zu machen.
Eine geringfügige Ablösung der Plazenta reguliert sich manchmal von selbst, und die Blutungen hören auf. In solchen Fällen geht man von einer unbekannten Blutungsursache aus.
Geschlechtsverkehr verursacht sicherlich keine Placenta praevia, und alle bisher bekannten Anzeichen deuten darauf hin, daß er auch nicht zur Ablösung der Plazenta führt. Dennoch kann Geschlechtsverkehr gefährlich sein, wenn Sie eines dieser Probleme haben.
Eine Plazenta, die sich über dem Muttermund (über der Öffnung) oder sehr nahe daran befindet, könnte theoretisch sowohl durch das Eindringen des Penis als auch durch die Kontraktionen beim Orgasmus beeinträchtigt werden. Vor allem gegen Ende der Schwangerschaft könnte dadurch eine Blutung ausgelöst werden.
Im Fall einer Plazentaablösung wollen Sie vielleicht ohnehin Penetration und Orgasmus vermeiden. Kontraktionen der Gebärmutter verringern wahrscheinlich kurzfristig und geringfügig die Blutmenge (also auch die Sauerstoffmenge), die zum Embryo gelangt. Normalerweise macht dies

nichts aus (das Baby muß während der Wehen Schlimmeres durchmachen, und Kontraktionen sind in der Schwangerschaft ganz normal). Wenn die Plazenta aber bereits geschädigt ist, könnte es ratsam sein, darauf zu verzichten.

Schmerzen

Bauchkrämpfe können ein Anzeichen für eine Gebärmutterablösung, eine späte Fehlgeburt (bis zur 24. Woche) oder danach für eine Frühgeburt (24. bis 37. Woche) sein. Sie sollten in jedem Fall die Schmerzursache abklären lassen, bevor Sie wieder miteinander schlafen.

Vorangegangene späte Fehlgeburten

Wenn Sie in der Vergangenheit bereits eine späte Fehlgeburt hatten, werden Sie vermutlich mit Ihrem Arzt oder Ihrer Hebamme besprechen, wie es dazu kam und ob der Verzicht auf sexuelle Aktivität eine nützliche Vorsichtsmaßnahme in dieser neuen Schwangerschaft sein könnte. Wurde die vorangegangene Fehlgeburt von einem Umstand ausgelöst, der jederzeit wieder eintreten könnte, kann die sicherheitsbetonte Strategie bedeuten, daß Sie auf Penetration und Orgasmus verzichten müssen.

Auswirkungen auf den Gemütszustand

Vielleicht fühlen Sie sich in der Schwangerschaft sicherer und entspannter als sonst, wenn Sie miteinander schlafen. Machen Sie also das Beste daraus, wenn Sie Lust auf sexuellen Kontakt haben und keine medizinischen Gründe dagegen sprechen. Vielleicht ist dies das letzte Mal, daß Ihnen beiden danach ist, und vielleicht ist es das letzte Mal für mehrere Monate, daß Sie Zeit füreinander haben!
In diesem Schwangerschaftsdrittel können Sie erstmals Ihr Baby fühlen. Nun beginnen viele Paare, vor allem wahrscheinlich der männliche Partner, tatsächlich zu verstehen, daß ein Kind unterwegs ist.

Mein Partner fühlte sich in die Schwangerschaft nicht wirklich »eingebunden«, bis er schließlich die Bewegungen unseres Babys mit seiner Hand fühlen konnte. Er sagte mir, für ihn sei bisher alles zu unwirklich gewesen, weil er sich die Veränderungen, die nun beinahe täglich in meinem Körper stattfänden, einfach nicht habe vorstellen können. Ich war darüber nicht glücklich, bis er dann das Baby fühlen konnte. Dann wurde er ganz aufgeregt, und ich fühlte, daß ich etwas mit ihm teilte. (Katie, Sohn 2 J.)

Der Bauch wird immer deutlicher sichtbar, und wahrscheinlich erzählen Sie nun häufiger, daß Sie schwanger sind. Dadurch werden Sie mehr Hilfe und Unterstützung bekommen, vielleicht bietet man Ihnen sogar im Bus oder in der Bahn einen Sitzplatz an (rechnen Sie aber lieber nicht damit!). Viele Frauen sind stolz, wenn sich andere Menschen begeistert zeigen und ihnen gratulieren.

Diese private und öffentliche Anerkennung der Schwangerschaft ist zumeist beiden Partnern angenehm, manche können sich jedoch nur schwer damit abfinden. Sie und Ihr Partner werden nun als werdende Eltern betrachtet. Dies ist ein schönes Gefühl, wenn Ihnen diese Rolle zusagt. Andernfalls sind die Bewegungen des Kindes und die Kommentare der Mitmenschen eher irritierend.

Sprechen Sie mit Ihrem Partner, mit Freunden, der Leiterin des Geburtsvorbereitungskurses oder mit einem Psychologen, wenn das heranwachsende Baby in Ihnen negative Gefühle auslöst. Mit anhaltend starken negativen Gefühlen setzt man sich am besten sofort auseinander, noch ehe das Kind geboren wird.

Die Gefühle, die die Schwangerschaft in Ihnen auslöst, wirken sich auch auf Ihr Selbstgefühl und die Partnerschaft aus, vermutlich bleibt auch Ihr Sexualleben nicht unbeeinflußt davon.

Als ich schwanger war, wurde mein Partner in Sachen Sex ziemlich unmöglich. Wenn er sich hätte drücken können, hätte er es wohl getan (aber keine Chance!). Er gab mir gegenüber zu, daß er dachte/ fühlte, daß sich sein Kind am anderen Ende der Vagina befand, und es keinesfalls durch seine sexuelle Aktivität schädigen wollte. Wahrscheinlich hatte es auch damit zu tun, daß er schwangere Frauen sexuell unattraktiv fand ... Jedenfalls hatte er durchaus ambivalente Gefühle, was die Elternschaft betraf. (Martha, Tochter 3 J.)

Im zweiten Schwangerschaftsdrittel, als es mir etwas besserging, genoß ich die Liebe mit Mike und fühlte mich sicherer, weil er mich ermutigte, unterstützte und für meine Mühe bei der Geburt (wie diese auch werden würde) liebte. Eine sehr intime Zeit und dann unser heranwachsendes Baby ... Ich glaube, meine Meinung über mich selbst änderte sich während dieser ersten Schwangerschaft. Ich sah meine Brüste an und dachte »damit werde ich mein Baby ernähren«, sah auf meinen Bauch und freute mich schon darauf, daß er ständig wachsen würde. Ich war von dem Zauber der Schwangerschaft völlig überwältigt, vom Einfallsreichtum der Natur und wie alles so wunderbar funktioniert. Ein derart komplizierter Vorgang und doch einfach perfekt.
(Laura, Tochter 8 J., Söhne 5 J. und 18 Mon.)

Das Selbstverständnis ist für die sexuelle Beziehung äußerst wichtig. Eine Frau, die mit ihrer Schwangerschaft glücklich ist, betrachtet ihr verändertes Selbst eher als attraktiv und genießt ihre Sexualität auch in der Schwangerschaft. Manche Männer finden schwangere Frauen sehr unattraktiv, entweder wegen der körperlichen Veränderungen an ihrer Partnerin oder weil die Geliebte plötzlich zur Mutter wird. Andere Männer hingegen fühlen sich besonders von Schwangeren angezogen, sie finden den Gedanken aufregend, gemeinsam mit ihrer Partnerin ein Kind zu zeugen, und empfinden den sich verändernden schwangeren Körper einfach als schön.
Für Frauen ist die Einstellung ihrer Männer sehr wichtig. Wenn der Mann seine schwangere Partnerin attraktiv findet und ihr dies auch zeigt, kann sie leichter ein positives Selbstbild entwickeln. Wenn er hingegen kritisiert, sie werde zu »fett«, wird sie wahrscheinlich entsprechend reagieren – oder eben nicht reagieren.

Mein Mann fand meinen Körper in der Schwangerschaft attraktiv, aber weil er mich immer neckte, ich sei »fett«, konnte mich das trotzdem nicht begeistern. (Katie, Sohn 2 J.)

Frauen in der Schwangerschaft nehmen häufig an den Oberschenkeln, den Hüften und im Gesicht zu, selbst wenn Sie sich vernünftig ernähren. Zudem lagert sich im Gewebe mancher Frauen viel Wasser ein, so daß sie aufgebläht und dick aussehen, auch wenn sie wenig essen.
Schwangere Frauen bekommen sehr widersprüchliche Botschaften, was ihre Sexualität betrifft. Manche Zeitschriften und Bücher vermitteln ihnen, sie sollten sich die Situation zunutze machen und brauchten nun keine Sorgen wegen der Verhütung zu haben, während sie in der Klinik oder beim Gynäkologen häufig nur als werdende Mütter und nicht als eigenständige Personen gesehen werden. Manche Ärzte oder Hebammen behandeln das Privatleben von Schwangeren wie öffentliches Eigentum. Sonderbare Botschaften sind nicht verwunderlich, wenn man sich verschiedene Schwangerschaftskleider einmal ansieht.

Ich habe nie verstanden, wie jemand von mir erwarten konnte, daß ich mich als normale erwachsene Frau plötzlich wie ein kleines Mädchen anziehen sollte, womöglich mit Puffärmeln und Streublümchen, nur weil ich gerade schwanger war. (Alexandra, Tochter 3 J.)

Schwangerschaftsbüstenhalter erinnern auch heute noch auffällig an Fort Knox, wenngleich sich die Situation bezüglich Umstandsmoden schon weitgehend gebessert hat und wahrscheinlich in Zukunft weiter bessern wird.

Ganz abgesehen von der Frage der körperlichen Attraktivität fühlen sich werdende Eltern oft durch die bereits fühlbare Anwesenheit einer dritten Person gestört. Vor allem Männern ist es unangenehm und manchmal sogar peinlich, in »Anwesenheit« des Babys mit ihrer Frau zu schlafen. Sie haben das Gefühl, als würden sie »beobachtet«. Versuchen Sie darüber zu sprechen, wenn Sie derartige Gefühle haben. Ähnlich wie bei der Hemmung, mit einer werdenden Mutter zu schlafen, sollte auch diese Situation umgehend besprochen werden. Wenn Ihre Beziehung auch nach der Geburt Ihres Kindes funktionieren soll, müssen Sie sich mit der Vorstellung von Sexualität als Teil Ihres Familienlebens anfreunden. Besonders wichtig ist die Behandlung und Verarbeitung dieses Themas, wenn das Kind irgendwann einmal in Ihrem Schlafzimmer stehen sollte (mehr darüber in Teil III, Elternschaft).
Im Verlauf der Schwangerschaft wirken Frauen häufig zunehmend in sich gekehrt. Selbst wenn sie sich in der Schwangerschaftsmitte besser fühlen, interessieren sie sich nur wenig für sexuelle Belange.

Ich fühlte mich recht gut und hatte nur mäßig zugenommen, obwohl ich ein wenig aufgeschwemmt war, aber insgesamt empfand ich kaum Lust auf sexuelle Aktivität. Viel mehr interessierte mich, was in mir vorging.
(Katie, Sohn 2 J.)

Häufig sind das Wachstum des mütterlichen Bauches und der Horizont der werdenden Mutter umgekehrt proportional. Die Schwangere wird immer häuslicher, nimmt zunehmend weniger Anteil an der großen weiten Welt, am Arbeitsleben und den Leuten um sie herum. Männer verstehen dieses Verhalten bisweilen nicht oder fühlen sich ausgeschlossen. Aber diese Orientierung nach innen ist eine natürliche Begleiterscheinung der Schwangerschaft und dient der Vorbereitung auf Wehen, Geburt und frühe Mutterschaft.
Ganz allgemein gilt die Regel, daß beide Partner die Schwangerschaft positiver sehen und ihre Beziehung sowie ihr Sexualleben erfüllter erleben, wenn der Mann besser in die Schwangerschaft eingebunden ist. Sowohl Sie als auch Ihr Partner brauchen in dieser Zeit des Wandels und der unbekannten Zukunft zusätzliche Beweise der Liebe und des Verständnisses, egal, ob Sie während dieser neun Monate eine sexuelle Beziehung haben oder nicht.
Häufig wünschen sich Frauen Aufmerksamkeiten ohne jeden Beigeschmack von Sexualität, die ihnen zeigen, daß sie geliebt werden. Männer hingegen scheinen Liebe und Sexualität eher zu verbinden und finden es schwieriger, sexuelle Zurückweisung und Zurückweisung ihrer Person auseinanderzuhalten.

Als Carol zum erstenmal schwanger war, verlor sie bis weit ins dritte Schwangerschaftsdrittel hinein völlig jedes Interesse an Sex:

Unser Sexualleben existierte beinahe nicht mehr. Ich hatte jedes Interesse verloren. Schon der Gedanke daran machte mich krank.

Carol betrachtete ihre Einstellung als nichts Ungewöhnliches und eher unwichtig, weil eine Schwangerschaft ohnehin nur neun Monate dauert. Sie liebte ihren Mann und sah keinerlei Grund, warum sexuelle Enthaltsamkeit über einige wenige Monate ein Problem darstellen sollte. Erst drei Jahre später erfuhr sie, wie völlig anders und verzweifelt ihr Mann diese Situation erlebt hatte. Andrew erzählt die Geschichte folgendermaßen:

Ich fühle mich heute noch sehr schlecht, und es ist mir peinlich, wenn ich daran denke, wie ich so kurzsichtig und wahrscheinlich auch chauvinistisch auf eine Situation reagieren konnte, die eigentlich, rückblickend betrachtet, durchaus verständlich war. Ich wußte ja, daß der Sex ein wenig nachlassen würde, aber wir liebten uns nun anstatt zwei- oder dreimal wöchentlich plötzlich gar nicht mehr. Für mich war es die Hölle. Ich fühlte mich schuldig, wenn ich verfängliche Situationen bewußt herbeiführte oder wenn ich Carol darum bat, aber anstatt in unserer gewohnten Beziehung, die so frei und gleichberechtigt war, wie ich das noch nie gekannt hatte, waren wir nun in einer Situation, in der Carol allein alle Macht hatte, und das schmerzte wirklich sehr. Nach der »Flitterwochenzeit« der ersten drei Monate, in der wir beide unsere Gefühle nicht unter Kontrolle hatten, erwartete ich ein wenig Nähe und Zusammengehörigkeitsgefühl, aber leider ... Carol ließ mich nicht im Zweifel darüber, daß sie kein Interesse hatte ..., keine sachte Veränderung, kein Erklärungsversuch. Wahrscheinlich verstanden wir beide nicht, was da vorging, und diese Hilflosigkeit führte bei mir zu zahlreichen Stunden stillen Zorns und ohnmächtiger Frustration. Ich war einfach ausgeschlossen und hatte auch nicht das aufregende Gefühl, ein Kind in mir zu haben, das mich über die Depression hätte retten können ... Ich konnte während des Großteils eines normalen Tages diese absolute Zurückweisung in puncto Sexualität, Liebe und Romantik (keinesfalls nicht nur Sexualität) nur ertragen, indem ich mir vorlog, daß ich mit den Veränderungen wohl fertig werden würde und daß ich meine nächste Chance für traute Zweisamkeit besser nützen würde. Nach einer Ewigkeit der Zurückweisung jeder körperlichen oder sogar gefühlsmäßigen Gemeinsamkeit ging es mir schließlich so schlecht und fühlte ich mich so einsam, daß ich sicher annahm, unsere Beziehung sei am Ende. Irgendwie hatte ich immer das Gefühl, daß es nur noch eine Frage der Zeit sei, bis mir eine andere Frau ein klein wenig Aufmerksamkeit entgegenbrin-

gen würde, die ich sicherlich nicht hätte zurückweisen können. Ich wußte zwar, daß ich meine Ehe trotz aller Widrigkeiten aufrechterhalten wollte, und ich flirtete auch nicht mit anderen Frauen und suchte kein außereheliches Verhältnis als Ersatz für die vermeintlich unwiederbringlich verlorene Liebe meiner Frau. Zum Glück eröffnete sich mir damals keine andere Chance.
Ich war 24 Jahre alt und hatte meine Gefühle immer gezeigt. Ich glaube heute, daß ich manchmal übersensibel und dann wieder unsensibel reagierte. Aber ich brauchte einfach die Bestätigung durch Carol ..., und ich wollte ihr zeigen, daß Schwangerschaft und Mutterschaft ihre Schönheit zusätzlich unterstrichen und daß sie immer meine Geliebte und Freundin ebenso sein würde wie »Mutter« mit allen diesem Zustand zugeschriebenen Attributen.

Diese Partnerschaft überstand nicht nur die Krise, sondern entwickelte sich sogar sehr gut. In der zweiten Schwangerschaft war alles völlig anders. Hierzu äußert sich Andrew:

Carol war krank, ihr war übel, sie war viel müder, und sie wollte Sex ... Irgendwie erschien es mir im zweiten Schwangerschaftsdrittel, als sei ich gestorben und im Himmel gelandet. Es war wie verhext – ganz anders. Wir sprachen mehr darüber, warum die erste Schwangerschaft so karg verlaufen war. Gemeinsamkeit, größere Nähe, Freundschaft und auch Sexualität hatten uns wieder einander nähergebracht, was uns ermöglichte, offen miteinander zu sprechen und unsere Beziehung zu festigen. Man kann keine intimen Gespräche führen, wenn kein Gefühl der Gemeinsamkeit da ist – und genau das haben wir wiedergefunden.

Sie haben sicherlich längst verstanden, was die Moral von der Geschichte ist: Man muß in jedem Fall deutlich machen, daß man nur die sexuelle Aktivität und nicht den Partner ablehnt. Man darf nicht still vor sich hin grollen, sondern sollte möglichst alles freundlich miteinander besprechen. Auch wenn Sie einander bisher alle Wünsche und Gedanken wunderbar von den Augen ablesen konnten – eine Schwangerschaft ist immer anders, und vielleicht beurteilen Sie einander plötzlich ganz falsch.

Praktische Hinweise

Wahrscheinlich sollten Sie in dieser Phase gründlich überlegen, wie und wo Sie Ihr Kind auf die Welt bringen möchten. Im zweiten Schwangerschaftsdrittel lohnt es sich bereits, den Abschnitt über die Geburt (Teil II) in diesem Buch zu lesen und eventuell eine gute Geburtsvorbereitung zu besuchen.

Versuchen Sie, möglichst viele Geburtsvorbereitungen gemeinsam zu treffen. Je besser der männliche Partner eingebunden ist, desto eher kann er positive Gefühle entwickeln, und desto besser wird sich wahrscheinlich Ihre Beziehung (und Ihr Sexualleben) nach der Geburt gestalten. Wählen Sie sorgfältig unter allen angebotenen Geburtsvorbereitungskursen aus, und fragen Sie Freunde und Bekannte nach deren Erfahrungen.

Wenn Sie vorhaben zu stillen, sollte auch dieses Thema bei der Geburtsvorbereitung behandelt werden; andernfalls können Sie sich über eine gesonderte Stillberatung erkundigen. Besuchen Sie vor allem diese Kurse gemeinsam. Sogar Männer, die dem Stillen sehr positiv gegenüberstehen, haben bisweilen Probleme, da sie eifersüchtig werden und sich nach der Geburt ausgeschlossen fühlen. Je mehr sie darüber wissen und je besser sie ihre Frau beim Stillen unterstützen können, desto unwahrscheinlicher ist es, daß Probleme auftreten werden – und um so leichter wird es auch die junge Mutter haben.

Die meisten Geburtsvorbereitungskurse sehen auch offene Gespräche vor. Hier können Sie über Ihre sexuellen Probleme sprechen, wenn Sie Fragen haben oder wissen möchten, wie andere mit dieser Schwierigkeit fertig werden. Wenn Sie nicht selbst fragen möchten, können Sie die Kursleiterin bitten, das Thema zur allgemeinen Diskussion zu stellen. Wenn Sexualität bereits in der Geburtsvorbereitung angesprochen wird, kann man nach der Geburt leichter darüber sprechen, sofern der Kontakt unter den Kursteilnehmern nicht abgerissen ist. Auch wenn Sie keine praktischen Anleitungen erhalten, tut es dennoch wohl zu wissen, daß man nicht allein ist.

In der Mitte der Schwangerschaft sollte man sich Gedanken darüber machen, wie das Leben nach der Geburt des Kindes aussehen wird. Immerhin werden sich viele Dinge des täglichen Lebens verändern, und zwar viel drastischer, als man das vermutlich vorher erwartet hat. Diese Veränderungen sind besonders dann spürbar, wenn Sie bisher alles im Verhältnis 50 : 50 geteilt haben. Schwangerschaft, Geburt und frühe Elternschaft wirken sich auf Männer und Frauen ganz unterschiedlich aus und lösen eine Krise in der Beziehung aus, wenn Mann und Frau zuvor ein recht ähnliches Leben geführt haben.

Sprechen Sie schon jetzt darüber, welche Erwartungen Sie bezüglich der kommenden Veränderungen haben. Vielleicht sind auch Sie davon betroffen:

- Arbeit außer Haus: Wer arbeitet? Wann und wieviel? Wie wollen Sie Überstunden begrenzen? Wer organisiert die Kinderbeaufsichtigung?
- Geld: Wer verdient? Wem gehört es? Welche Bankkonten haben Sie

derzeit? Wird weiterhin jeder Partner eigenes Geld zur Verfügung haben?

- Das Baby: Wer ist für seine Beaufsichtigung verantwortlich – in der Nacht, während des Tages, am Abend?
- Hausarbeit: Wenn einer von Ihnen zu Hause beim Baby bleibt, wird dann auch erwartet, daß er alle anderen Hausarbeiten erledigt? Gerade dies ist ein klassischer Fall tiefgreifender Meinungsverschiedenheiten zwischen den Partnern, die oft nicht erkannt werden, bis es zu spät ist und die gegenseitige Verbitterung bereits unüberwindlich scheint.

Sehr häufig gibt es während der Schwangerschaft die Zusicherung, alles gerecht und zu gleichen Teilen zwischen den Partnern zu teilen, die aber später niemals eingehalten wird. Dies liegt zum Teil darin begründet, daß man im voraus kaum weiß, was Elternschaft tatsächlich bedeutet, und die Partner in ihren Erwartungen unrealistisch sind. Bleibt zum Beispiel einer von Ihnen während des Tages beim Kind zu Hause, während der andere auswärts arbeitet, müssen Sie schon große, bewußte Anstrengungen unternehmen, wenn Sie eine gleichmäßige Aufteilung der Kinderbeaufsichtigung wünschen. Wenn beide zu Hause sind, wird in der Regel jener Elternteil, der überwiegend zu Hause ist, zumeist stillschweigend zum »Experten« ernannt.

Sprechen Sie mit Freunden, die bereits Kinder haben. Besprechen Sie sich anschließend mit Ihrem Partner, und bleiben Sie möglichst realistisch. Stellen Sie zumindest klar, was Sie beide erwarten. Damit beugen Sie schweren Vorwürfen vor, wenn Sie nach der Geburt Ihre Angelegenheiten neu organisieren müssen.

Wenngleich die angesprochenen Themen nichts mit Sexualität zu tun haben, hängen beide Bereiche dennoch eng zusammen. So ist es unwahrscheinlich, daß sich eine Frau, die sich früher in einem Büro mit vielen interessanten Erwachsenen aufhielt, sehr sexy fühlt, wenn sie den ganzen Tag allein bei einem weinenden Baby zu Hause bleibt. Erschwerend kommt hinzu, wenn ihr Mann – der während ihrer Berufstätigkeit nie ein fertiges Abendessen von ihr erwartete – nun nach Hause kommt und fragt, wo das Essen bleibt.

Das dritte Schwangerschaftsdrittel

Körperliche Auswirkungen

Gegen Ende der Schwangerschaft fühlen sich viele Frauen sehr schwer und müde. Viele schwitzen stärker, atmen mit Mühe, werden von häufigem Harndrang geplagt und spüren verschiedene Wehwehchen. Sie schlafen schlecht und können sich kaum entspannen, auch nicht in den ruhigsten Stunden und schon gar nicht beim Geschlechtsverkehr. Zwei Drittel bis drei Viertel aller Paare verzichten in den letzten Schwangerschaftswochen auf körperliche Liebe, während manche bis zur Geburt trotz eines allgemeinen Unbehagens miteinander verkehren.

Gegen Ende der Schwangerschaft litt ich unter einem Karpaltunnelsyndrom (meine Hände waren ganz taub und schmerzten), ich hatte ein Ödem (Wasseransammlung in den Gliedmaßen) und ziemlich starke Schmerzen. Das tägliche Leben gestaltete sich recht schwierig, aber unser Sexualleben war gar nicht schlecht – immerhin konnte man sich hinlegen! Mein Mann war sehr rücksichtsvoll und verlagerte sein Gewicht auf seine Schultern. Ich erinnere mich auch, daß wir in der letzten Phase häufig Sex hatten, um die Geburt einzuleiten. (Marion, Tochter 3 J., Sohn 1 J.)

Die männliche Samenflüssigkeit enthält Prostaglandine, die manchmal zur künstlichen Einleitung der Geburt benützt werden. Manche glauben, daß Geschlechtsverkehr zur passenden Zeit die Wehen auslösen könne.
Manchmal werden die Brüste in dieser Schwangerschaftsphase wieder wund. Zudem können Männer, die gern an den Brustwarzen ihrer Frauen saugen, mit Kolostrum in Kontakt kommen – einer süßen, dicklichen gelben Vormilch, die die erste Nahrung für das Baby sein wird. Vielleicht hat man Ihnen empfohlen, Ihre Brüste auf das Stillen vorzubereiten, sie abzuhärten, indem Sie Kolostrum auspressen oder die Brustwarzen regelmäßig reiben. Unterlassen Sie diese Maßnahmen, wenn sie Ihnen unangenehm sind! Alle Studien haben bislang keinen oder nahezu keinen Unterschied feststellen können.
Viele Frauen leiden in den späteren Schwangerschaftsphasen unter Sodbrennen. Da dieses Leiden beim Liegen häufig stärker wird, sollten Sie aufrechte Stellungen beim Geschlechtsverkehr und beim Schlafen einnehmen.
In diesem Stadium der Schwangerschaft empfinden Frauen häufig ein Unbehagen oder Schwindelgefühl, wenn sie auf dem Rücken liegen. Das Gewicht des Fetus kann die Hauptvene im Bauchraum der Frau abdrücken und so den Blutstrom beeinträchtigen. Da in diesen Fällen auch die Blut-

zufuhr zu Ihrem Kind beeinträchtigt ist, sollten Sie sich lieber umdrehen, sobald sich dieses Unbehagen einstellt. Legen Sie sich auf die linke Seite, damit sich die Blutzirkulation wieder normalisieren kann.

Wie sicher ist Sex?

Einige Forschungsberichte – mehrere von ihnen stammen von derselben Studiengruppe – besagen, daß Geschlechtsverkehr in der späten Schwangerschaft ein Frühgeburtsrisiko darstelle und auch andere ungewollte Folgen haben könne. So seien eine Ablösung der Plazenta, die zu schweren Blutungen führt, oder eine Infektion des Fruchtwassers (Chorioamnionitis), ein frühzeitiges Brechen des Wassers und eine Schädigung des Fetus zu befürchten. Ein Großteil dieser Studien wurde jedoch wegen der angewandten Methoden kritisiert, und die Ergebnisse werden im allgemeinen als fehlerhaft betrachtet.

Zwei wissenschaftliche Studienberichte zu diesem Thema bis zum Jahr 1990 kommen zu dem Schluß, daß keine schädliche Wirkung von sexueller Aktivität in der Schwangerschaft, einschließlich der späten Schwangerschaft, nachgewiesen werden konnte. Gleichzeitig wird ein Verbot von Sex in einer normalen Schwangerschaft als völlig unangebracht angesehen.

Es mag Ihnen unlogisch erscheinen, daß Geschlechtsverkehr knapp vor dem errechneten Geburtsdatum Wehen auslösen könne, nicht aber davor. Tatsächlich gibt es keinen wissenschaftlichen Nachweis, daß Geschlechtsverkehr den Beginn der Wehen beschleunigen kann. Dieser Umstand trifft wahrscheinlich nur zu, wenn gleichzeitig alle anderen Faktoren zum Tragen kommen, die für den Beginn der Wehen entscheidend sind.

Eine Studie in Jerusalem hat gezeigt, daß Geschlechtsverkehr mit Orgasmus bis zum Ende der Schwangerschaft keinerlei nachteilige Wirkung hat. Eine Londoner Studie konnte weiterhin keinen Zusammenhang zwischen Geschlechtsverkehr in der fortgeschrittenen Schwangerschaft und einem kindlichen Sauerstoffmangel während der Wehen feststellen. Untersuchungen an 126 Frauen aus Zimbabwe ergaben, daß das übliche Verbot von sexueller Aktivität während einer Zwillingsschwangerschaft ebenfalls unnötig ist.

Man muß diese Ergebnisse wie in den früheren Schwangerschaftsphasen stets im Zusammenhang sehen. Sie beziehen sich auf Schwangerschaften, bei denen keine bekannten Komplikationen auftreten, und stellen Beobachtungen der unbeeinflußten Vorgangsweise von Paaren dar. Nur etwa ein Drittel bis ein Viertel aller Paare hat im letzten Schwangerschaftsmonat sexuellen Kontakt. Die Vorstellung von sicherem Geschlechtsverkehr in der späten Schwangerschaft besteht nur unter der Voraussetzung, daß man ausschließlich das tut, was gefühlsmäßig richtig und angenehm ist.

Komplikationen, die Verzicht auf Sex bedeuten können

Blutungen, Plazentaablösung, Placenta praevia, klaffender Muttermund/Cerclage, Krämpfe: Lesen Sie dazu im Kapitel über das zweite Schwangerschaftsdrittel nach!

Vorzeitige Wehen (vor der 37. Woche)

Sie sollten auf Geschlechtsverkehr verzichten, wenn Sie während der Schwangerschaft bereits frühzeitig Wehen hatten, die medikamentös unterdrückt wurden.
Besprechen Sie die Ursachen vorzeitiger Wehen in einer vorangegangenen Schwangerschaft mit Ihrem Arzt oder der Hebamme, auch wenn die jetzige Schwangerschaft keine Probleme bereitet. Vielleicht haben Sie beim letzten Mal Zwillinge ausgetragen, während diesmal nur ein Kind zu erwarten ist. In diesem Fall wäre die Wahrscheinlichkeit erneuter frühzeitiger Wehen nur sehr gering. Ein Frühgeburtsrisiko besteht jedoch bei jeder Schwangerschaft erneut, wenn Ihre Gebärmutter eine von der Norm abweichende Form aufweist. Falls wie in einer vorangegangenen Schwangerschaft erneut vorzeitige Wehen zu befürchten sind, empfiehlt es sich, sicherheitshalber ein Eindringen des Penis und Orgasmen im letzten Schwangerschaftsdrittel zu vermeiden.

Vorzeitiger Sprung der Fruchtblase

Nach einem Sprung der Fruchtblase besitzt Ihr Kind keinen umfassenden Infektionsschutz mehr gegenüber Keimen, die aus der Vagina in die Gebärmutter gelangen können. Vermeiden Sie in diesem Fall ein Eindringen des Penis oder anderer Dinge in die Vagina. Der Sprung der Fruchtblase kann auch bedeuten, daß die Wehen unmittelbar bevorstehen – wenn Sie noch nicht in der 37. Schwangerschaftswoche sind und sich nicht der Gefahr frühzeitiger Wehen aussetzen wollen, sollten Sie auch auf Orgasmen verzichten.

Während einer Schwangerschaft bleibt auch das Gemütsleben nicht unbeeinflußt. Manche Frauen haben ebenso wie einige Männer einfach keine Lust auf körperliche Liebe. Die Frau kehrt sich zunehmend nach innen und bereitet sich auf die Geburt vor; manchmal fürchtet sie sich in einem Augenblick vor der Geburt und freut sich schon im nächsten darauf. Oft haben Frauen die Mühen der Schwangerschaft einfach satt und sehnen sich danach, wieder in normaler Position zu schlafen oder ein gesundes Kind sicher im Arm zu halten.

Männer sind natürlich körperlich von dieser späten Schwangerschaft nicht betroffen. Sie sind sich jetzt zunehmend des Kindes bewußt und spüren es häufig beim Geschlechtsverkehr, was manche Männer als störend empfinden. Auch das Gefühl, beobachtet zu werden, wird immer stärker. Manchmal stellt sich plötzlich wieder die Angst ein, das Baby zu verletzen, weil man meint, daß sich der kindliche Kopf unmittelbar am anderen Ende des Muttermundes befindet. Diese Ängste können beide Partner befallen, Männer scheinen jedoch stärker davon betroffen zu sein. Solange die Fruchtblase intakt ist, ist das Baby weiterhin gegen Verletzungen sowie Infektionen bestens geschützt – es besteht also kein Grund zur Sorge.

Ängste hinsichtlich Wehen und Geburt können auch häufig den Mann befallen. Während die Frau eindeutigen Grund zur Sorge hat, sind Männer häufig sehr unsicher, wie sie alles bewältigen werden und wie sie bei der Geburt helfen können. (Lesen Sie in Teil II über die Rolle der Väter bei der Geburt nach.)

Einer oder beide Partner werden nun bisweilen sehr häuslich. Zusammengekauert mit einer Tasse Kaffee auf dem Sofa zu sitzen ist plötzlich viel verlockender als ein aufregender Abend in der Stadt oder leidenschaftlicher, wilder Sex. Bei beiden Geschlechtern kann sich gegen Ende der Schwangerschaft der Nestbautrieb recht deutlich zeigen. Immer wieder hört man, daß schwergewichtige, hochschwangere Mütter selbst die wackeligste Leiter erklimmen, um irgendeinem kleinen Einrichtungsprojekt, das auf einmal für das Wohlergehen der Familie unglaublich wichtig zu sein scheint, »gerade noch den letzten Schliff« zu geben. Andere Frauen wieder trifft man allein beim Schaufensterbummel an, während ihre Männer eifrig die Wohnung ausmalen, bevor das Baby zur Welt kommt.

Manche Männer befassen sich nur zu gern mit Dingen, die nach Möglichkeit nichts mit dem Baby zu tun haben. Die werdenden Mütter sind darüber häufig irritiert, da sie sich nützlichere und auch geselligere Möglichkeiten vorstellen können, die letzten Schwangerschaftswochen zu verbringen. Die Vermutung ist wohl nicht abwegig, daß sich die Männer damit ihre »eigenen Babys schaffen«. Einige Männer gehen sogar so weit, aus Mitleid – oder in Konkurrenz – mit ihrer Partnerin selbst »unwohl« zu werden.

Einige Wochen vor dem Geburtstermin unseres ersten Kindes bekam mein Mann plötzlich starke Rückenschmerzen. Dann wieder plagte ihn eine unerklärliche Müdigkeit, er hatte Bauchweh und war ausgesprochen blaß. Schließlich mußte er lange Zeit das Bett hüten, was mich als Hochschwangere dazu zwang, ihm Tee und Toasts auf dem Tablett ans Bett zu servieren. Einige Zeit hindurch vermutete der Arzt, es müsse sich um irgendein postvirales Syndrom handeln. Als schließlich auch noch ein Nesselausschlag hinzukam, erkannten wir, daß seine Beschwerden psychosomatischer Natur waren. In der zweiten Schwangerschaft machte ich schon Witze darüber, wie krank mein Liebster wieder werden würde, und tatsächlich waren die Rückenschmerzen sechs Wochen vor dem Termin wieder da. Beide Male waren sämtliche Beschwerden eine Woche nach der Geburt wie weggeblasen.
(Michelle, Söhne 3 J. und 1 J.)

Insgesamt sind die letzten Schwangerschaftswochen für die meisten Paare nicht unbedingt eine Zeit, in der das Sexualleben ganz oben auf der Prioritätenliste steht. Manche können sich aber nach einer langen Zeit der Angst vor Fehl- oder Frühgeburt endlich entspannen und genießen ihr Sexualleben nach der 36. Woche. In der 37. Woche haben Sie es sozusagen amtlich: da das Baby nun ausgetragen ist, würde es auch kein Problem mehr darstellen, falls durch den Geschlechtsverkehr tatsächlich die Wehen ausgelöst würden.
Wenn Sie zur Mehrheit der Paare gehören, die in den letzten Schwangerschaftswochen auf körperliche Liebe verzichten, sollten Sie besser nicht mit einer allzu raschen Normalisierung des Sexuallebens nach der Geburt rechnen. Auch wenn Ihr Sexualleben in letzter Zeit besonders aufregend war, dürfen Sie nicht einfach davon ausgehen, daß dies nach der Geburt so weitergehen wird.

Im Verlauf der Schwangerschaft wurde ich immer enthemmter ... Noch unmittelbar vor den Wehen hatten wir eine Marathon-Liebesnacht. Die unglaubliche Umstellung danach traf mich daher wie ein Blitz aus heiterem Himmel. (Maria, Sohn 10 J.)

Die frühe Elternschaft strengt die meisten Paare, vor allem aber die Mütter, körperlich und gefühlsmäßig sehr an. Aus diesem Grund werden viele Dinge – einschließlich der Nachtruhe – höher bewertet als das Sexualleben. Genießen Sie also gemütliches Kuscheln im Bett, friedliche Nachmittage und frühe Nachtruhe (mit oder ohne Sex). Wer weiß, wie lange es dauern wird, bis Sie sich wieder dazu aufraffen können.

Zusammenfassung von Teil I: Sex in der Schwangerschaft

- Wenn Ihre Schwangerschaft komplikationslos verläuft und Ihnen nach Sex zumute ist, gibt es keinen Grund, darauf zu verzichten.
- Folgen Sie einfach Ihrem Instinkt, sofern keine medizinisch begründeten Einwände vorliegen. Tun Sie nur, wozu beide Partner Lust haben.
- Sprechen Sie miteinander, hören Sie einander zu! Gehen Sie nicht davon aus zu wissen, was der Partner denkt. Schwangerschaft und Geburt sind Zeiten der Veränderungen, und Sie könnten Sich sehr gut auch täuschen.
- Lassen Sie die Ursachen von Blutungen, ungewohntem Ausfluß oder starken Schmerzen abklären! Verzichten Sie bis zur Klärung auf Geschlechtsverkehr, wenn Sie sich Sorgen machen.
- Viele haben Angst, das Baby beim Geschlechtsverkehr zu verletzen, oder sie fühlen sich in der späteren Schwangerschaft »beobachtet«. Das Baby ist jedoch in seiner Fruchtblase wohlbehütet, es kann nicht »sehen« und achtet nicht darauf, was Sie tun.
- Die Schwangerschaft kann sich durch völlige Enthaltsamkeit, aber auch durch bessere und intensivere sexuelle Erfahrungen auszeichnen. Beides ist normal. Die meisten Paare lieben sich jedoch seltener, vor allem gegen Ende der Schwangerschaft.
- Wenn man Ihnen einen Verzicht auf sexuelle Aktivität empfiehlt, sollten Sie genau nachfragen, welche Praktiken Sie vermeiden müssen und wie lange diese Vorsichtsmaßnahmen dauern sollen.
- Stellen Sie Ihrem Arzt konkrete Fragen, und bestehen Sie auch auf konkreten Antworten.
- Wählen Sie einen guten Geburtsvorbereitungskurs aus, und besuchen Sie ihn mit Ihrem Partner. Je besser man sich vorbereitet, desto problemloser verläuft alles. Beide werden glücklicher, wenn der männliche Partner eingebunden ist.
- Sprechen Sie möglichst realistisch über Ihre Erwartungen hinsichtlich der Rollenverteilung nach der Geburt – und bereiten Sie sich trotzdem darauf vor, daß Sie nach der Geburt alles neu überdenken müssen!

Teil II: Die Geburt

Die Geburt Ihres ersten Kindes oder die Einbeziehung in dieses Ereignis ist ein Übergangsritual. Es gibt keine vergleichbare Erfahrung. »Es ist ein Lebensdrama, das auf einen Tag konzentriert ist«, wie Jane Hawksley, eine Beziehungs- und Sexualtherapeutin, meint. »Sie werden wahrscheinlich alle Gefühle in sich spüren. Sie werden sich fühlen, als hätten Sie schon ein ganzes Leben hinter sich.«
Es überrascht daher auch kaum, daß der Verlauf der Geburt einen starken Einfluß auf Ihr Sexualleben und Ihr Leben im allgemeinen haben kann. Die Geburt ist der Höhepunkt Ihrer sexuellen Beziehung und konzentriert sich physisch auf den Genitaltrakt der Frau. Eine Geburt kann körperlich und seelisch eine begeisternde, aber auch eine zerstörerische Erfahrung sein.
Die Geburtserfahrung kann Ihre Einstellung zueinander und damit auch Ihre sexuelle Beziehung dramatisch beeinflussen. Es lohnt sich also sicher, darauf hinzuarbeiten, daß die Geburt möglichst nach Ihren Wünschen verläuft. Machen Sie sich unbedingt bewußt, daß nach dem Beginn der Wehen kaum vorhersehbar ist, was geschehen wird. Sie müssen alle Möglichkeiten in Betracht ziehen und bisweilen alle Wunschvorstellungen einfach über Bord werfen. Stellen Sie sich darauf ein, daß eine Geburt ihrem Wesen nach ein Ereignis ist, über das man keine Kontrolle hat. Je besser Sie sich gemeinsam vorbereiten, desto schöner wird die Erfahrung für Sie werden.

Väter bei der Geburt

Wie Sie als Paar an die Geburt herangehen, wirkt sich selbstverständlich auf Ihre Beziehung nach der Geburt aus. Wollen Sie alles gemeinsam erleben, oder sind Sie der Meinung, die Geburt sei nur einem Geschlecht vorbehalten? Es steht außer Diskussion, daß die Mutter bei der Geburt anwesend sein muß – obwohl sie in manchen Phasen vielleicht lieber abwesend wäre. Die Anwesenheit des Vaters ist jedoch eine Entscheidungsfrage. Hoffentlich treffen Sie beide diese Entscheidung gemeinsam. In den vergangenen Jahrzehnten hat sich der Trend von einem Extrem zum anderen verschoben. War früher die Tür vor den Vätern fest verschlossen, geht man heute fast selbstverständlich davon aus, daß der Vater anwesend sein wird – immerhin neunzig Prozent schaffen das auch! Sogar bei einem Kaiserschnitt wird es dem Vater normalerweise gestattet, im Operationssaal anwesend zu sein, wenn seine Partnerin nur eine

Lokalanästhesie bekommt und wach ist. Bei einer Vollnarkose muß der Vater hingegen meist draußen warten.
Für die meisten Paare ist diese Veränderung hin zur Einbindung der Väter eine Veränderung zum Besseren. Lassen Sie sich jedoch vom sozialen Druck nicht zu einer Entscheidung drängen, die für Sie persönlich falsch ist. Sollte einer von Ihnen Zweifel bezüglich der Anwesenheit des männlichen Partners haben, sprechen Sie darüber, und entscheiden Sie zu Ihrem eigenen Besten – ganz egal, was andere darüber denken mögen.
Zum Glück scheinen die Partner bei dieser wichtigen Frage kaum ernsthafte Differenzen zu haben. Meist wünscht die Frau die Anwesenheit des Mannes, wenn sich dieser bereit erklärt dabeizusein. Wenn er sich verzweifelt wehrt, verstehen die meisten Frauen, daß er ohnehin keine große Hilfe wäre. Eine Mutter beschrieb, wie sie ihren Mann aus dem Kreißsaal schickte, als bei ihrem ersten Kind eine Zangengeburt durchgeführt werden mußte. Bei ihrer zweiten Geburt schickte sie ihn schon im voraus zu einem Fußballmatch.
Männer, die nur mit Widerwillen bei der Geburt anwesend sind, können ein echtes Hindernis darstellen. In einigen seltenen Fällen können auch anschließend noch schwere Probleme entstehen.

Die selbstverständliche Annahme war, daß ein integerer Kindesvater bei der Geburt anwesend sein muß. Ich wurde eigentlich gar nie dazu befragt. Es war auch nicht meine Frau, die mich mitschleppte – danach erklärte sie mir, sie habe keine genaue Vorstellung davon gehabt, ob sie dies nun wolle oder nicht. Es war einfach der Druck von außen. Ich meinte, das mindeste, was ich als alternder Jungvater (55 Jahre) tun könne, sei dabeizusein. Ich ruinierte damit mein ganzes Sexualleben und meine Frau, und wir trennten uns danach.
Irgendwie glaubte ich immer, daß dieser Teil des weiblichen Körpers für das Vergnügen und weniger für die Fortpflanzung zuständig sei. Im Grunde mag ich Körperflüssigkeiten nicht besonders. Die Geburt war sehr blutig, sehr nackt. Jedes Gefühl wurde im Keim erstickt. Es endete damit, daß sich zwei Schwestern um mich kümmern und meine Hand halten mußten. Diese extreme Körperlichkeit, als der Kopf geboren wurde! Ich wurde nicht impotent im klassischen Sinne, aber doch impotent gegenüber meinem ganzen Leben.
(John, Tochter 8 J.)

Solch negative Erlebnisse sind jedoch die Ausnahme. Für die meisten Männer ist die Anwesenheit bei den Wehen und bei der Geburt ihrer Kinder ein Erlebnis, das sie um nichts in der Welt missen möchten.

Es war eine ganz phantastische Erfahrung! Sie veränderte auch keineswegs die Art und Weise, wie ich meine Frau sah. Die Wehen dauerten lange, und schließlich wurden sie schwächer. Meine Frau wurde nun aufgefordert, in die Hocke zu gehen. Ich war neben ihr und stützte sie. Unser Sohn wurde um drei Uhr nachts geboren. Als ich schließlich um halb acht Uhr morgens nach Hause kam, versuchte ich zu schlafen, aber ich konnte es einfach nicht. Ich ging spazieren, ja, ich ging an die frische Luft und machte einen Spaziergang.
(Dave, Sohn 2 J.)

Ein teilnahmsvoller und unterstützender Partner kann für die Mutter überaus wichtig sein.

Mein Partner war einfach wunderbar. Ohne ihn hätte ich es nie geschafft. Normalerweise ist er kein Typ, der einfach aus sich herausgeht, aber er konzentrierte sich ganz auf mich, als die Wehen am schlimmsten waren. Natürlich kam mir auch zugute, daß wir zu Hause waren und die Hebammen gut kannten, also kein steriles Krankenhaus mit unbekannten Leuten verkraften mußten. Er legte mir die Arme um den Nacken und ermutigte mich bei jeder Wehe, etwa sieben Stunden lang. Es war mir ganz egal, wer sich sonst noch im Raum befand, solange er nur bei mir war. Als er schließlich zur Toilette mußte, verzweifelte ich beinahe. Ich beschwor ihn, unbedingt vor der nächsten Wehe zurückzukommen. Er hatte zwei Minuten Zeit, und er schaffte es tatsächlich.
Nach der Geburt hatte ich ein sehr inniges Verhältnis zu meinem Partner. Ich hatte das ganz starke Gefühl, daß er dazugehörte. Natürlich war ich diejenige, die die ganzen Schmerzen erlebte, aber wir hatten es ja zusammen durchgemacht. Auch ihm lief der Schweiß übers Gesicht ... Wäre ich körperlich dazu in der Lage gewesen, hätten wir uns gleich nach der Geburt wieder geliebt. Leider war das nicht möglich, aber ich hatte zumindest große Lust.
(May, Sohn 3 J.)

Christopher Clulow, Direktor des Tavistock Institute of Marital Studies und selbst Vater, vertritt die Meinung, daß eine gemeinsam durchlebte Geburt die Beziehung zwischen den Partnern stärken kann:

Für viele Männer ist die Teilnahme an der Geburt eine ganz wunderbare Einführung in die Elternschaft – etwas Magisches, das eine starke emotionale Bindung schaffen kann. Sie steht am Anfang dieser gemeinsamen Aufgabe und ist eine sehr bewegende Erfahrung. Geburt und Tod konfrontieren einen mit den tiefsten eigenen Gefühlen; die Sensibilität wird erhöht. Wenn man die wirklich wichtigen Augenblicke nicht teilen und nicht gemeinsam erleben kann, vertut man eine wichtige Chance.

Peter Walker, Leiter von Elternkursen nach der Geburt und Organisator einiger Vätergruppen, stimmt dieser Meinung zu:

> Welche Erfahrungen möchten Sie mit Ihrer Frau machen? Sicher sind es ganz nette Augenblicke, abends auszugehen, ein Restaurant oder das Kino zu besuchen, aber Wehen und Geburt – das ist das *wirkliche* Leben. Die Geburt eines Kindes ist die wichtigste Realität im Leben.

Er fügt jedoch hinzu, daß man sich diese Einbeziehung *wünschen* muß. »Wenn man nicht mit dem Herzen dabeisein kann, hat es keinen Sinn. Und auch die Frau muß Sie dabeihaben wollen.« Sprechen Sie mit anderen Eltern (beiderlei Geschlechts), falls sich einer von Ihnen noch unsicher sein sollte. Reden Sie darüber in Ihrem Geburtsvorbereitungskurs (vorzugsweise an einem Kursabend, an dem beide Elternteile anwesend sind), und diskutieren Sie miteinander – bei Bedarf auch mehrmals.

Frauen sollten gar nicht versuchen, ihre Männer in eine Entscheidung zu drängen, selbst wenn ihnen die Wahlmöglichkeit ihres Partners als Luxus erscheint, den sie auch für sich gern in Anspruch nehmen würden. Die Frau hat sicherlich die schwierigste Aufgabe. Ihrer Meinung nach sollte ihr Partner auch ein wenig beitragen, dabeisein und ihre Hand halten, damit er besser verstehen kann, was sie durchmacht. Wehenarbeit und Geburt sind fast (manche würden sagen völlig) unvorstellbar, wenn Sie nicht anwesend sind. Lassen Sie sich alles genau von jemandem erzählen, der dabei war, und fragen Sie auch Ihre Partnerin. Nur so können Sie verstehen, wie sie sich später fühlt.

Wenn Sie dabeisein möchten, sollten Sie klarstellen, worin Ihre Rolle bei der Geburt besteht. Ihre Hauptaufgabe während der Wehen – und das ist unglaublich wichtig – besteht in der Unterstützung, Ermutigung und Tröstung Ihrer Partnerin. Unter Umständen müssen Sie als ihr Sprachrohr auftreten oder ihr Vermittler und Anwalt sein. Sie gehören ja nicht zum Ärzteteam und können auch nicht laufend hinter der Kamera stehen (außer Sie wünschen das *beide*).

Männer beklagen bisweilen, daß sie sich bei der Geburt wie ein überflüssiges Ersatzteil fühlten. Auch wenn es in gewissen Phasen nichts für sie zu tun gibt, ist ihre Anwesenheit dennoch wichtig. Vor allem in einer Zeit hochtechnisierter Krankenhäuser, in der die Frau häufig Ärzte und Hebammen gar nicht kennt, ist es ein beruhigendes Gefühl, eine Vertrauensperson in seiner Nähe zu haben. Für einen Mann, der keine ausdrückliche Abneigung gegen die Anwesenheit bei der Geburt hat, dürfte dies Grund genug sein, doch dabeizusein. Diese Entscheidung wird er sicherlich nie bereuen.

Ich hatte den Eindruck, daß einfach alles, was die Geburt eines gesunden Kindes durch bestmögliche Unterstützung meiner Partnerin erleichtern könn-

te – körperliche Unterstützung (»massiere hier meinen Rücken«) oder emotionale Unterstützung (»ja, rede nur weiter mit mir«) –, meine Anwesenheit auf jeden Fall rechtfertigen würde ... Tatsächlich dauerten die Wehen sehr lange. Wir kamen mit der Erwartung in der Klinik an, daß meine Partnerin schon viel weiter sein müßte, als sie tatsächlich war. Die Ankündigung, daß trotz aller bereits erduldeter Schmerzen noch viele Stunden vor uns liegen würden, war eine furchteinflößende Aussicht, die meine Partnerin mit mir teilen konnte, – wäre aber sicherlich ein vernichtendes Urteil gewesen, hätte sie allein damit fertig werden müssen.

Zu Beginn der Wehentätigkeit, als meine Partnerin noch »gute« Intervalle zwischen den Kontraktionen hatte, so daß wir uns irgendwie »treffen« und einander verstehen konnten, hatte ich den Eindruck, daß ich eine erwünschte und geschätzte Unterstützung sei. Je länger die Sache dauerte, desto nötiger hatte sie es, meine Hand zu drücken, sich bei der Atmung an mir zu orientieren und mich anzusehen, also einfach irgend etwas zu tun, um nicht verrückt zu werden. Ich erinnere mich an einen besonders schwierigen Augenblick, als sie mit mir verhandelte, ich solle ihr »irgendwelche« Medikamente geben, ja sie wolle das Baby eigentlich nicht, »ich könne es haben«. Als man ihr mitteilte, für Medikamente sei es nun zu spät, was ihr theoretisch ohnehin klar war, verzweifelte sie beinahe, und ich hoffe, ich konnte ihr diese Verzweiflung zumindest ein wenig ausreden.

Während der zweiten Phase – ich fürchtete mich davor, sie leiden zu sehen, und war zornig über die Sturheit einer bestimmten Hebamme – war ich so sehr darauf konzentriert zu sehen, wie der Kopf geboren wurde, daß ich nichts weiter tun konnte, als dazustehen und positiv zu sein, sie zu ermutigen und zu weiterem Pressen aufzufordern und ... und ... Schließlich kam er heraus, er hatte die Nabelschnur um seinen Hals, und als wir Sekunden später wußten, daß er tatsächlich lebte, schmiegten wir uns schluchzend aneinander, glücklich, liebevoll und erleichtert.

Die Wehen haben unserer Liebe keinen Abbruch getan. Wahrscheinlich ist es leicht möglich, Liebe mit Gefühlen körperlicher/sexueller Intimität zu verwechseln. Dazu können eine Geburt (und auch Kinder) nichts beitragen, aber unsere Liebe und unser Respekt füreinander wurden durch diese Geburt gestärkt. (Luke, dreifacher Vater)

Es gibt wissenschaftlich fundierte Hinweise darauf, daß die Unterstützung des Vaters während der Wehen hilfreich für Mutter und Kind ist. Wenn der Vater nicht dabeisein kann, sollte man versuchen, eine andere Person zu finden, die die Partnerin während der Wehen und der Geburt unterstützen kann.

Als sein erstes Kind schließlich kam, war sich Peter Walker seiner Rolle als Anwalt der Mutter sehr bewußt:

Es war ganz einfach nötig, daß ich dabei war. Wir hatten darüber gesprochen, was meine Partnerin haben wollte. Eine Geburt ist eine sehr, sehr persönliche Sache – wie, wo und sogar wann –, und ich war dabei, um sicherzustellen, daß sie alles bekam, was sie wollte. Ich mußte es für sie aushandeln.

Peter mußte die Hebammen überzeugen, daß sich seine Frau nicht auf ein schmales Bett legen wollte. Da sie bereits sehr starke Wehen hatte, konnte sie nicht mehr für sich selbst sprechen. Er blieb höflich, aber bestimmt, bis das Bett hinausgeschoben wurde und seine Frau die gewünschten Kissen erhielt.

Es ist natürlich nicht immer einfach, diplomatisch zu bleiben. Sie sollten es aber dennoch versuchen, da es zum Wohl Ihrer Partnerin ist. Eine Mutter berichtete: »Mein Partner ging auf eine der Hebammen los. Er war im Recht. Trotzdem dachte ich: ›Nein, nein, bloß das nicht – mein Leben hängt von ihr ab.‹«

Auch wenn Sie nichts vermitteln müssen, können Sie im Namen Ihrer Partnerin Fragen stellen und die laufenden Ereignisse kommentieren. Achten Sie darauf, ob die Untersuchungen und ärztlichen Eingriffe gerechtfertigt sind, und sorgen Sie dafür, daß Sie und Ihre Partnerin die Ergebnisse allfälliger Tests so schnell wie möglich erhalten. Eine Frau, die gerade auf ihre Wehen konzentriert ist, hört nicht immer alles (verlassen Sie sich aber nicht darauf!). Manchmal schaltet sie gegenüber allen unbekannten Stimmen ab und hört nur noch Sie oder einen anderen von ihr gewählten Geburtsbegleiter.

Jane Hawksley berichtet: »Irgendwann während der Geburt ließ ich meinen Partner wissen, er solle sich verp... Glücklicherweise war das schon mein drittes Kind, und er verstand mich. Die Männer müssen verstehen, daß man da am Ende ist.«

Erfahrene Hebammen lassen sich von Kraftausdrücken und Heftigkeiten der Gebärenden nicht entmutigen. Eine Hebamme erzählte mir: »Wenn sie zu fluchen anfängt, bedeutet dies oft, daß die Übergangsphase begonnen hat und bald alles überstanden ist.«

Unter Umständen will der Mann mit seiner Partnerin über verschiedene Probleme und Entscheidungen sprechen, solange die Wehen noch schwach sind. Wenn Sie die Vorstellungen Ihrer Partnerin kennen, können Sie ihr vielleicht bei Problemen helfen, die im Gegensatz zu ihren Wünschen stehen. Versuchen Sie nicht, sie zu überzeugen, falls sie es sich anders überlegt hat. Schließlich kann keine Frau wissen, wie sie die Geburt erleben wird, bevor es soweit ist.

Ein schriftlicher Geburtsplan, den Sie noch vor der Geburt besprechen, kann eine nützliche Verhandlungshilfe sein, wenn Sie vom Klinikpersonal zu etwas gedrängt werden, was Sie nicht wollen. Je mehr Sie über die Ge-

burt und die Abfolge in der Klinik wissen, desto besser können Sie Ihre Frau unterstützen und vertreten. Aus diesem Grund ist es hilfreich, Bücher über die Geburt zu lesen und einen Geburtsvorbereitungskurs zu besuchen.
Hier noch ein ganz wichtiger Rat für Väter: Wenn Sie nicht sehen wollen, wie der Kopf Ihres Babys geboren wird, sollten Sie lieber am Kopfende bei Ihrer Frau bleiben. Sie müssen zwar in jedem Fall damit rechnen, daß die Sache nicht ganz unblutig verläuft, auch Urin und Stuhl können austreten, aber immerhin bleibt Ihnen ein Anblick erspart, den viele Männer nur schwer verkraften. Sie würden die Genitalien Ihrer Partnerin in einer ganz ungewöhnlichen Form erleben oder bei einem Kaiserschnitt in den Bauchraum Ihrer Partnerin sehen. Solche Bilder stehen häufig am Beginn sexueller Probleme, die bei Männern nach der Geburt auftreten.

Mein Mann dachte, diese Geburt sei das Unglaublichste auf der Welt. Es gab da diese Geburtszange, und meine Beine waren angeschnallt. Das kümmerte mich nicht. Ich konnte ja nichts sehen. Aber er regte sich schrecklich auf. Er konnte sehen, wie die Zange eingeführt wurde und das Baby mit dem Gesäß voran auf die Welt kam ... Die Ärzte sprachen mit ihm und machten sich ein wenig über ihn lustig, indem sie sagten: »Kommen Sie, sehen Sie sich das an!« Ich glaube, er fühlte sich unter Druck gesetzt. Er wollte eigentlich an meinem Kopfende bleiben. Obwohl er sich nie beklagte, daß diese Erfahrung seine sexuellen Gefühle beeinträchtigt habe, vermute ich doch, es könnte zutreffen.
(Kay, Tochter 2 J.)

Sofern es sich nicht um eine Notgeburt ohne Hebammen oder Ärzte handelt – und da haben Sie ohnehin zuviel zu tun, um schockiert zu sein –, sollte der Unterleib nicht Ihr Problem sein. Ihre Partnerin wird sich darum kaum kümmern, und Ihre wichtigste Aufgabe ist es, ihr beizustehen. Sobald das Kind geboren ist, werden Sie natürlich gebraucht, damit Sie die ersten Augenblicke seines Lebens mit ihm teilen können. Vielleicht müssen Sie Ihre Partnerin unterstützen, vor allem, wenn sie genäht werden muß oder sie beziehungsweise das Baby noch ärztliche Betreuung benötigt. Wenn schließlich alles vorbei ist, haben Sie sich alle drei einen ungestörten Augenblick verdient, damit Sie einander gegenseitig bewundern und sich erholen können.

Die erste Zeit nach der Geburt

Diese Zeit dient der Erholung und der Einstellung auf ein neues Leben – das des Kindes und Ihr eigenes. Falls dies Ihr erstes Kind sein sollte: Können Sie sich noch an die aufdringlichen Leute erinnern, die sorgenvoll Ihren Bauch betrachtet und Kommentare wie »Ach ja, so wie jetzt wird es nie wieder sein!« abgegeben haben? Sie hatten recht. Vielleicht ist es nicht besser oder schlechter, aber anders ist es auf alle Fälle.

Sexualität steht unmittelbar nach der Geburt sicherlich nicht auf Ihrer Wunschliste, und es mag so aussehen, als hätten auch die späteren Vorkommnisse nichts mit Sex zu tun. Und doch stimmt das nicht. Der Drang nach körperlicher Liebe ist – und das sollte eigentlich nicht überraschen – eng mit Ihren und den Gefühlen Ihres Sexualpartners verbunden. Wie leicht Sie später zu einer sexuellen Beziehung zurückfinden, kann davon abhängen, wie Sie auf sich selbst, auf Ihr Kind und Ihre Beziehung in diesen ersten Tagen achten (und darauf, wie andere Sie unterstützen können).

Als Vater sollten Sie nun einen möglichst langen Urlaub antreten, damit Sie sich Ihren neuen Platz in der Familie suchen können. Sie müssen das Baby erst kennenlernen und sich ein wenig um seine Pflege bemühen. Ihre Partnerin braucht Sie dringend, und auch Sie benötigen vielleicht einige Zeit, um sich an die ungewohnte Vaterrolle zu gewöhnen.

Müdigkeit

Sie werden einfach erschöpft sein – vor allem die Mutter wird vermutlich erschöpfter sein als jemals zuvor. Ruhen Sie sich aus, wann immer dies in den ersten Tagen möglich ist, solange das Baby – hoffentlich – noch viel schläft und Sie auch mehr Unterstützung bekommen als zu einem späteren Zeitpunkt. Halten Sie Besucher in den ersten Tagen noch fern, damit Sie nicht noch mehr ermüden. Beschränken Sie die Anzahl und die Dauer der jeweiligen Besuche. Der Vater ist hier meist der beste Vermittler, der Gäste sanft um etwas mehr Rücksicht bitten kann.

Wenn Sie sich sehr schwach und müde fühlen, kann dies auf einen Eisenmangel hindeuten. Anämie (Eisenmangel) ist in der ersten Zeit nach der Geburt keine Seltenheit. Essen Sie also möglichst eisenhaltige Speisen (zum Beispiel Eigelb, Leber, Nieren, Schalentiere, rotes Fleisch, Spinat, Frühlingskräuter, Hülsenfrüchte wie Erbsen, Linsen, Kichererbsen und Bohnen; Kakao und Früchte des Johannisbrotbaumes, Sojaprodukte und getrocknete Früchte). Suchen Sie einen Arzt auf, wenn Sie sich weiterhin müde fühlen. (Lesen Sie auf S. 69 mehr zum Thema Müdigkeit.)

Kaiserschnitt

Nach einem Kaiserschnitt müssen Sie fünf bis zehn Tage im Krankenhaus bleiben. Verlangen Sie schmerzstillende Medikamente, wenn Sie nach der Operation Schmerzen haben. Da die verabreichte Dosis und die angewandten Medikamente unschädlich für Ihr Kind sind, sollten Sie sich nicht unnötig quälen. Ihr Baby hat ein Recht darauf, daß es Ihnen gutgeht und Sie sich mit ihm befassen können.
Denken Sie nach der Rückkehr nach Hause daran, daß Sie eine größere Bauchoperation hatten und gleichzeitig mit der emotionalen Belastung der Geburt zurechtkommen müssen. Sie haben zwar keine Schädigung der Vagina oder des Dammes erlitten, nach einer langen Wehenphase können die Genitalien dennoch schmerzen, und Sie können erschöpft sein. Bürden Sie sich nach Möglichkeit nichts Anstrengendes auf, und nehmen Sie jede verfügbare Hilfe in Anspruch. Zu Beginn kann es sogar schwierig sein, das Baby auf den Arm zu nehmen. Das Heben schwerer Lasten sollten Sie völlig unterlassen.
Vieles von dem nun Folgenden gilt sowohl für Sie als auch für alle anderen Eltern. Vielleicht haben Sie aber das Bedürfnis, mit anderen Paaren zu sprechen, die ebenfalls eine Kaiserschnittgeburt hatten, oder Sie möchten mehr darüber lesen (S. 65 und weitere Informationen S. 75).

Dammpflege

Vermutlich wird Ihr Genitalbereich schmerzen, wenn Sie keine Kaiserschnittgeburt ohne oder mit wenig Wehen hatten. Nach einem Dammschnitt oder einem größeren Riß können die Nähte Unannehmlichkeiten verursachen. Selbst bei sehr ähnlichen Wunden kann das Schmerzempfinden unter den Frauen beträchtlich variieren; es reicht von leichtem Unbehagen, gegen das bereits liebendes Verständnis hilft, bis hin zu extremen Schmerzen.
Gegen Probleme beim Sitzen hilft ein im Fachhandel erhältliches, speziell geformtes luftgefülltes Kissen. Es ist jedoch teuer und kann ebensogut durch einen Schwimmreifen für Kinder ersetzt werden. Der Schwimmreifen kann allerdings im Gegensatz zum Sitzkissen die Blutzirkulation behindern. Seltsamerweise können sowohl Wärme als auch Kälte bisweilen Erleichterung schaffen. Experimentieren Sie ein wenig, und probieren Sie aus, was sich für Sie am besten eignet. Sie können die betroffene Region mit eisgekühlten oder kalten Umschlägen (verwenden Sie abgekochtes Wasser) kühlen, wobei ein übermäßiger Einsatz von Eiswürfeln den Heilungsprozeß verlangsamen kann.

Sie können Wärme mit einem warmen Umschlag, durch ein Bad oder eine Dusche (allerdings nicht allzu heiß) erzeugen. In diesem Zusammenhang wurden zahlreiche Badezusätze empfohlen, wobei Salz und Borax weder zu schaden noch zu nützen scheinen. Verwenden Sie keine Badezusätze, wenn Sie diese ohnehin nicht mögen. Probieren Sie andernfalls einfach aus, was Ihnen guttut.

Manchen Frauen helfen homöopathische Hypericum- und Calendulatinkturen (10 Tropfen in 200 ml abgekochtes, abgekühltes Wasser geben und auf die wunde Stelle auftragen), die die Heilung beschleunigen sollen. Arnica D30 (in Tablettenform; manche Arnikasalben dürfen auf offene Wunden nicht aufgetragen werden) kann das Brennen lindern, Bellis perennis D30 wird bei schwereren Wunden des Damms empfohlen.

Wenn Sie unter starken Schmerzen leiden, können Sie sich ein Lokalanästhetikum (zum Beispiel Xylocainspray oder -gel) verschreiben lassen. Verwenden Sie nur reine Produkte ohne Zusätze, da Steroide in Ihrer Situation mehr schaden als nützen können. Das Gel wird lokal auf die schmerzenden Stellen aufgetragen. Es wirkt kurzfristig und schadet dem gestillten Baby nicht. Das gelegentlich empfohlene Epifoam sollte man lieber vermeiden, da es den Heilungsprozeß verzögern kann.

Falls die Anwendung eines Lokalanästhetikums nicht ausreichen sollte, empfiehlt sich die Einnahme von Paracetamol (in einer Dosierung bis 3 g täglich). Über die Muttermilch gelangt zwar alles zum Kind, was Sie aufnehmen, Paracetamol soll jedoch völlig unschädlich sein. Jennifer Sleep, eine erfahrene Hebamme und Fachfrau auf diesem Gebiet, bringt die Sache auf einen einfachen Nenner: »Das Baby hat nichts davon, wenn Sie sich vor Schmerzen verrückt machen und gar nicht richtig stillen können – man muß hier wie sonst auch die goldene Mitte suchen.«

Verwenden Sie als Schmerzmittel lieber Paracetamol anstelle von Aspirin, da bei letzterem stärkere Nebenwirkungen für Mutter und Kind zu befürchten sind. Vermeiden Sie alle kodeinhaltigen Schmerzmittel, da diese Verstopfung auslösen und damit unerträgliche Schmerzen am Damm verursachen können.

Vielen Frauen macht der erste Stuhlgang nach der Entbindung große Sorgen. Sie halten manchmal sogar den Stuhl zurück und bekommen Verstopfung, wodurch das Problem erst entsteht. Ernähren Sie sich nach der Geburt gesund – essen Sie viel Obst, Gemüse und Flüssigkeiten –, damit der erste Gang zur Toilette nicht allzu unangenehm wird. Machen Sie sich keine Sorgen, wenn sich erst nach einigen Tagen der erste Stuhldrang einstellt. Das ist normal. Achten Sie nur darauf, daß Sie nichts künstlich zurückhalten.

Wenn Sie sich dabei sicherer fühlen, können Sie den Damm bei der Stuhlentleerung mit der Hand oder einem sauberen Tuch unterstützen.

Verwenden Sie bei Verstopfung ein natürliches Abführmittel wie Pflaumensaft. Bei weiterhin bestehender Verstopfung ist ein leichtes Abführmittel aus der Apotheke hilfreicher als allzu festes Drücken bei der Stuhlentleerung. Beim Stillen sollte man stimulierende Abführmittel wie Senna und Rizinusöl möglichst vermeiden, da sie beim Säugling Koliken und/oder Durchfall auslösen können. Abführmittel in Form von Füll- und Quellstoffen sind vermutlich am besten geeignet, die folgenden Mittel werden auch für stillende Mütter empfohlen: Regulin, Agiolax, Agaffin, Darmolax. Osmotisch wirkende Abführmittel wie Lactulose (das verstopften Babys häufig verschrieben wird) und Magnesiumpräparate (Magnesiummilch) sowie Magnesiumsulfat (Karlsbader Salz) sind ebenfalls unbedenklich, wirken aber erst nach einigen Tagen. Wenn Sie sofort etwas unternehmen möchten, bietet sich ein einfaches Glycerinzäpfchen an, das ohne Rezept erhältlich ist.

Halten Sie die Wunde sauber und trocken. Wechseln Sie regelmäßig die Handtücher, und achten Sie im Krankenhaus darauf, daß Bäder und Bidets vor der Benützung ordentlich gesäubert werden. Das ist leichter gesagt als getan, wenn das Personal keine Lust hat und Sie von keinem Besucher unterstützt werden. Ein Duschbad ist in jedem Fall sicherer als ein Vollbad, wenn die Hygiene zu wünschen übrigläßt. Sie können aber auch nur die Wunde pflegen und warten, bis das Bad gereinigt wurde (oder Sie wieder zu Hause sind), um sich gründlich am ganzen Körper zu waschen. Spülen Sie die Wunde mit einem Krug oder einem anderen Behälter von vorn nach hinten ab (damit keine Stuhlreste in die Wunde gespült werden), wenn Sie nicht duschen oder ein Vollbad nehmen möchten. Sie dürfen die Wunde nicht reiben, sondern nur trockentupfen. Verwenden Sie keinen Haarfön zum Trocknen, da dadurch die Wunde zu sehr austrocknen kann und Infektionen begünstigt werden. Teilen Sie umgehend dem Gynäkologen oder der Hebamme mit, wenn Sie eine Infektion der Wunde vermuten – sie ist dann feuerrot, wund, angeschwollen, riecht unangenehm oder sondert Eiter ab.

Ein gewöhnlicher, nichtinfizierter Dammschnitt sollte höchstens ein oder zwei Wochen lang Probleme bereiten. Besprechen Sie es mit dem Arzt, falls Sie bei der Nachuntersuchung sechs Wochen nach der Geburt noch immer Schwierigkeiten damit haben oder die Untersuchung als schmerzhaft empfinden. Er muß wissen, daß Sie noch immer wund sind.

Manche Frauen sind besorgt, sie könnten »da unten« irreparable Schäden davongetragen haben oder völlig verstümmelt sein. Dies ist jedoch zum Glück kaum der Fall. Es stimmt zwar, daß der Damm nach einer Geburt meist nicht mehr so aussieht und sich auch nicht mehr so anfühlt wie zuvor. Aber die Stelle darf sich nicht unangenehm anfühlen und sollte in jeder Weise funktionstüchtig sein. Sehen Sie sich Ihren Damm im Spiegel

an, und fühlen Sie seine Konturen nach dem Abklingen der Schmerzen, falls Sie sich Sorgen über sein Aussehen machen.
Übungen der Beckenbodenmuskulatur sich gut geeignet, um die »Normalisierung« des Damms nach der Geburt zu beschleunigen. Selbst wenn dies lächerlich klingen mag, sollte man damit möglichst bald nach der Geburt beginnen. Manche Physiotherapeuten raten schon wenige Stunden nach der Geburt dazu. Versuchen Sie ganz vorsichtig, den Beckenboden anzuheben (lesen Sie hierzu auf Seite 29 nach). Hören Sie damit auf, sobald es weh tut. Wahrscheinlich werden Sie nichts spüren. Das bedeutet jedoch nicht zwangsläufig, daß Ihre Muskeln untätig sind. Vielleicht fühlt sich nach der Geburt alles noch ein wenig taub an, und Sie fühlen deshalb nichts. Solange es nicht wehtut, können Sie den Beckenboden mehrmals hintereinander und mehrmals täglich anheben, bis Sie die Bewegung fühlen.
Die Empfehlung, bereits frühzeitig Kegelübungen durchzuführen, beruht auf der Tatsache, daß verletzte Muskeln rascher heilen, wenn man sie benützt. Bei einem bewegten Muskel scheinen sich die Fasern im Narbengewebe gleichzeitig mit jenen im umgebenden Gewebe zu entwickeln, während bei einem untätigen Muskel eine schlechtere Narbenheilung zu beobachten ist. Ein Muskel funktioniert besser, wenn sämtliche Fasern gleich ausgerichtet sind. Im Fall des Damms sind die Vorteile ein angenehmeres Gefühl sowie das Zurückhalten von Harn und sexuelle Aktivität.

Hämorrhoiden

Das Unbehagen nach der Geburt ist in manchen Fällen nicht nur (oder überhaupt nicht) auf schmerzende Nähte zurückzuführen, sondern kann auch durch vorgefallene Hämorrhoiden hervorgerufen werden. Es handelt sich dabei in der Regel um kleine, weiche, manchmal traubenförmige Knoten, die aus dem After austreten. Verwenden Sie ein wenig Gleitgel oder ähnliches, und schieben Sie die Hämorrhoiden sanft in den After zurück. Vermeiden Sie Verstopfung.
Suchen Sie einen Arzt auf, wenn die Hämorrhoiden noch einige Tage nach der Geburt stark schmerzen. Es gibt zahlreiche Salben homöopathischer und herkömmlicher Art. Sie können aber auch dasselbe Lokalanästhetikum verwenden wie zur Behandlung des Damms. Die Hämorrhoiden können innerhalb weniger Wochen verschwinden. Bei weiterhin bestehenden Beschwerden sollte man die damit zusammenhängenden Probleme bald in den Griff bekommen.

Wenn Sie das Baby zum erstenmal anlegen – was möglichst unmittelbar nach der Geburt stattfinden sollte –, werden Sie entsetzt sein, wie fest es schon saugt. Es wird wahrscheinlich nicht richtig weh tun, aber ein heftiges Ziehen auslösen. Keine Angst – Ihre Brüste werden dadurch nicht beeinträchtigt. Diese Reaktion zeigt nur, daß der Säugling genau weiß, wie er an sein Essen kommt.

Zu den wichtigsten Aufgaben in den ersten Tagen zählt das Einstellen der Fütterungszeiten. Hier treten naturgemäß zahlreiche Schwierigkeiten auf. Es kann besonders problematisch werden, wenn das Baby nach einem Kaiserschnitt so hingelegt werden muß, daß die Narbe nicht schmerzt, oder wenn man falsche oder widersprüchliche Ratschläge erhält. Der Vater spielt hier eine wichtige Rolle. Seine Unterstützung kann das Vertrauen der jungen Mutter stärken und damit ihre Fähigkeit zu stillen beeinflussen. Der Vater kann seine praktische Hilfe einbringen, indem er seine Partnerin daran erinnert, was in den Geburtsvorbereitungskursen über das Stillen besprochen wurde, wenn sie gerade mit grundlegenden Problemen zu kämpfen hat. Seien Sie taktvoll: »Haben die dort nicht gesagt ...?« ist immer besser als: »Du machst das alles falsch.« Ihre Hilfe kann in jedem Fall entscheidend sein.

Besonders wichtig ist das richtige Anlegen des Kindes, da dies das beste – und das einzig bewährte – Mittel ist, wie man wunde Brustwarzen und andere Stillprobleme vermeiden kann. Die einfachste Methode besteht darin, das Baby horizontal auf die Seite zu legen, so daß es die Brust gerade ansieht. Achten Sie nun darauf, daß es den Mund weit öffnet und den ganzen Warzenvorhof anstatt nur die Brustwarze in den Mund nimmt. Die Brustwarze wäre allein überlastet und könnte wund werden. Auch für das Baby kann ein fehlgeschlagener Versuch frustrierend sein. Da sich die Milchkanäle unter dem Vorhof befinden, muß der Säugling Druck auf sie ausüben, damit die Milch freigegeben wird. Sprechen Sie möglichst bald mit einem Experten, wenn Sie Probleme mit dem Stillen haben oder sich die Brustwarzen entzünden (siehe weitere Informationen S. 106). Das Herausfinden einer idealen Anlegeposition des Babys hilft gleichzeitig Ihren Brustwarzen.

Von Stillhütchen ist abzuraten, vor allem über längere Zeit, da dadurch die Milchzufuhr unterbunden wird. Es gibt diverse Salben und Sprays auf dem Markt. Einige wenige wurden wissenschaftlich untersucht (darunter Gamastan) und als nutzlos befunden. Manche Frauen schwören auf Kamillosan oder eine Ringelblumentinktur. Möglicherweise helfen diese Mittel bei der Behandlung wunder und aufgesprungener Brustwarzen, wie etwa Labello bei aufgesprungenen Lippen, sie wurden jedoch noch nie-

mals wissenschaftlich getestet. Verwenden Sie keine Seife, reiben Sie die Brustwarzen nicht, sondern tupfen Sie sie nur trocken. Verwenden Sie keinen Haarfön, da er die Haut zu sehr austrocknet.
Sobald die Milch einschießt (anstelle des zuerst produzierten Kolostrums), etwa am vierten Tag, können Ihre Brüste prall gefüllt sein und spannen, was ein äußerst unangenehmes Gefühl hervorrufen kann. In diesem Fall können Sie selbst mit der Hand oder einer Pumpe so viel Milch abpumpen, daß der Druck ein wenig nachläßt. Sie dürfen aber nicht zuviel pumpen, da dies die Milchproduktion weiter anregt.

Wochenbettdepressionen

Eine Geburt ist in gewisser Weise eine ganz normale Erfahrung – die meisten Frauen machen sie, und die meisten Männer spielen heute dabei eine Rolle. Aber trotzdem ist diese Erfahrung auch etwas ganz Außergewöhnliches – ein wahrer Übergangsritus und manchmal ein sehr traumatisches Erlebnis. Die meisten Frauen und einige Männer fühlen sich mehrere Tage lang völlig niedergeschlagen, vor allem nach einer ersten oder einer unerwartet schwierigen Geburt.
Manche Homöopathen raten zu einer einmaligen Gabe von Staphysagria 10 M am fünften Tag nach der Geburt oder vor dem Einsetzen der Wochenbettdepression, um die Frau emotional zu unterstützen. Eine zweite Gabe kann zwei Wochen danach verabreicht werden, wenn sich die Depression noch nicht gelegt hat.
Diese Wochenbettdepression tritt zwischen dem dritten und fünften Tag nach der Geburt auf und äußert sich in Niedergeschlagenheit und Weinerlichkeit bei der Mutter. Das passiert den meisten Müttern und sollte nach einigen Tagen vorbei sein. Die genauen Ursachen dieser Depression sind unbekannt, aber wahrscheinlich handelt es sich um eine Kombination aus Hormonumstellung, Nachlassen der Spannung, Erschöpfung und anderen emotionalen Faktoren.
Die Frauen können sehr leicht erregbar sein und häufig ohne ersichtlichen Grund weinen. Sie können übersensibel auf Dinge reagieren, die ihnen Verwandte oder Ärzte sagen, und beschäftigen sich mehr als sonst mit unbedeutenden Problemen. Depressive Mütter fühlen sich die meiste Zeit über sehr müde und lethargisch, sie weinen unentwegt und sind völlig niedergeschlagen. Manchmal bedeutet das Weinen nicht nur bloßes Elend:

Ich mußte meinen Sohn nur ansehen und weinte gleich los. Es war eigentlich nicht Traurigkeit. Eher schon eine Mischung aus Ungläubigkeit, Angst, Freu-

de, Liebe, Verletzlichkeit. Ich war durch seine Existenz und alles, was damit einherging, emotional völlig überfordert. (Chrissie, Sohn 2 J.)

Depressive junge Mütter brauchen viel Verständnis, eine Schulter zum Anlehnen und die Möglichkeit zu weinen, nicht aber den Rat, sich endlich zusammenzunehmen. Sie brauchen viel Ruhe und Gelegenheit, sich auszusprechen, wenn sie dies wünschen. Aber auch jungen Vätern tut bisweilen eine Aussprache ganz gut. Sie müssen den Geburtsvorgang – allein oder gemeinsam – noch einmal durchgehen (manchmal auch mehrmals) und besprechen, was geschehen ist und aus welchen Gründen. Damit können Sie das Erlebnis emotional besser verarbeiten.

Vielleicht haben Sie einen Verlust zu beklagen – die Freiheit oder vielleicht auch die Karriere, die Sie als Individuum hinter sich gelassen haben. Sie sollten unbedingt trauern, wenn Ihnen danach ist. Trauerarbeit ist notwendig, wenn man etwas überwinden will. Es ist fast so, als würden Sie umziehen. Sie sind traurig, das alte Haus zu verlassen, ein tränenreicher Abschied bedeutet aber nicht, daß Sie nicht ausziehen wollen oder im neuen Haus unglücklich sein werden.

In dieser Phase ist es wichtig, seine Gefühle nicht zu unterdrücken. Vielleicht erscheint es Ihnen denkbar unpassend, sich in Ihrer Situation mit Ihrem wunderbaren Baby elend zu fühlen (und gewisse unsensible Leute sagen das womöglich auch noch). Es ist nicht unpassend, sondern sogar sehr wichtig, sich selbst und dem Partner Zeit und Raum zu geben, um alle Empfindungen ohne Schuldgefühle ausdrücken zu können – egal, wie diese aussehen. Wenn Sie negative Gefühle einfach verdrängen, verschieben Sie die Depression vielleicht nur auf später.

Viel Verständnis darf man sich erhoffen, wenn man mit den Leuten aus der Geburtsvorbereitung weiterhin in Kontakt bleibt. Für Männer ist es häufig noch schwieriger, in dieser neuen Situation außer Haus einen Gesprächspartner zu finden. Nehmen Sie es wahr, wenn Sie sich weiterhin als Paar mit den Kollegen aus der Geburtsvorbereitung treffen können oder es dort eigene Väterabende gibt. Männer gehen oft schlechter aus sich heraus als Frauen. Wenn Sie sich jedoch ein Herz fassen und ein Thema ansprechen, werden Ihnen sicher andere Männer gern folgen. Geteilte Probleme zu Beginn der Elternschaft bedeuten tatsächlich halbe Probleme.

Zeit

Zu Beginn scheint es vielleicht, als würden Sie nie wieder Zeit für sich finden – vor allem aber nicht für Ihr Sexualleben.

Eines Abends kam mein Partner nach Hause, und wir vertieften uns in die komplizierte abendliche Baderoutine, wie wir es von der Hebamme gelernt hatten. Irgendwann mittendrin sagte mein Partner: »Ich kann gar nicht glauben, daß wir irgendwann wieder einmal ein nettes Abendessen, geschweige denn andere Vergnügungen genießen werden.« Es sah wirklich nicht danach aus. Danach dauerte es etwa noch eine Woche lang, bis wir begriffen, daß es gar nicht nötig ist, ein Baby allabendlich zu baden, und diese komplizierte Prozedur völlig übertrieben war. Unsere Abendessen genossen wir schon bald wieder und irgendwann auch einige andere nette Dinge. (Natasha, Sohn 3 J.)

Eltern haben tatsächlich weniger Zeit für sich, aber das Chaos der ersten Zeit lichtet sich bald. Die ersten Kunststücke gehören wahrscheinlich bald der Vergangenheit an, und Sie werden alles andere sicher bald elegant lösen. Natürlich wird es nie wieder wie vor der Elternschaft, aber das Leben kehrt zurück.

Zusammenfassung von Teil II

- Die Geburt Ihres ersten Kindes ist ein Übergangsritus, der Auswirkungen auf Ihre Beziehung, Ihr Sexualleben, Ihre Gesundheit und Ihr tägliches Leben haben kann.
- Verrichten Sie die Hausarbeit soweit wie möglich zusammen, und entscheiden Sie, was für Sie am besten ist: Hausgeburt, Krankenhaus, möglichst technisch oder möglichst natürlich.
- Sie können und sollen sich auf Wehen und Geburtsarbeit vorbereiten. Erwarten Sie jedoch nicht, daß Sie alles unter Kontrolle haben werden.
- Ärzte und Hebammen unterscheiden sich sehr hinsichtlich ihres Wissensstandes. Sie müssen daher selbst wissen, was Sie wollen.
- Verfassen Sie einen schriftlichen Geburtsplan, und scheuen Sie sich nicht, Ihre Meinung auch auszusprechen, und zwar vor und während der Geburt.
- Verwenden Sie Verhütungsmittel, sobald Sie Ihre sexuellen Beziehungen wiederaufnehmen, außer Sie wollen eine erneute Schwangerschaft riskieren.
- Die ersten Wochen nach der Geburt werden gefühlsmäßig sicher anstrengend und chaotisch werden. Es ist normal, einige Tage lang an Depressionen zu leiden. Erwarten Sie nicht die rasche Wiederaufnahme Ihres Sexuallebens, und denken Sie immer daran, daß die postnatale Phase nur vorübergehend ist.

Teil III: Elternschaft

Gibt es ein Sexualleben nach der Geburt?

Gibt es ein Sexualleben nach der Geburt? »Die Antwort müßte doch sicher ›nein‹ heißen«, äußerte sich die Mutter eines einjährigen Kleinkindes. Und sie hatte gute Gründe für ihre Vermutung. Die Geburt war schwierig verlaufen, und die Narbe des Dammschnitts tat nach wie vor weh, wenn sie versuchte, Intimitäten mit ihrem Partner auszutauschen. Sie und ihr Mann hatten die Umstellung auf die neue Elternschaft nur schwer verkraftet; sie arbeitete zu Hause in Teilzeit, ohne wesentliche Hilfe bei der Beaufsichtigung ihrer Tochter, und war ständig erschöpft. Die Elternschaft schien ihr ganz einfach mit dem, was sie früher für ein normales Sexualleben gehalten hatte, nicht vereinbar. Heute, zwei Jahre danach, haben die beiden zwei Kinder. Es gibt also doch ein Sexualleben nach der Geburt – irgendwann.

Manche Paare schaffen das natürlich alles mit links. Es gibt Leute, die eine Geburt hinter sich bringen, wenige Wochen warten und ein erfülltes Sexualleben völlig selbstverständlich wiederaufnehmen. Genießen Sie es, falls Ihnen dies gelingt. Sie sind ein glücklicher Mensch – und es gibt nur wenige davon. Wahrscheinlich könnten sich mehr Menschen zu diesen Glücklichen zählen, wenn sie realistischere Erwartungen hätten. Ob Ihre sexuelle Beziehung nach der Geburt ein Problem darstellt oder von Ihnen als problematisch gesehen wird, hängt auch sehr stark von Ihren Erwartungen ab.

Ein Paar äußerte sich folgendermaßen: »Wir hatten überhaupt keine Probleme. Schon sieben oder acht Wochen nach der Geburt hatten wir wieder Geschlechtsverkehr. Zu Beginn tat es noch ein wenig weh, aber wir gingen sachte ans Werk, und bald klappte es wieder wunderbar. Heute schlafen wir nicht mehr so oft miteinander wie vor der Geburt, aber natürlich haben wir heute einfach auch viel mehr zu tun.« Bei anderen würde es sich hingegen so anhören: »Es war ganz fürchterlich. Zuerst dauerte es beinahe zwei Monate, bis wir wieder miteinander schlafen konnten, und dann tat es auch noch weh. Heute haben wir immer noch seltener Sex als vor der Geburt.«

Wenn Sie davon ausgehen, daß heute das Kind geboren wird und Sie schon morgen (oder auch eine Woche oder einen Monat danach) ein wildes, leidenschaftliches Liebesleben haben werden, fordern Sie die Unzufriedenheit förmlich heraus. Überlegen Sie doch bitte, was eine Schwangerschaft und eine Geburt bedeuten, wie sehr sie den Körper einer Frau beeinflussen und welche unglaublichen Ergebnisse sie hervorbringen. In diesem Fall kann es Sie nicht überraschen, daß die Zeit nach der Geburt von außergewöhnlichen körperlichen und seelischen Anpassungserfordernissen geprägt ist und eine Periode darstellt, in der man langsam und behutsam vorgehen sollte.

Viele Frauen (und einige Männer) verzichten nach einer Geburt monatelang teilweise oder völlig auf körperliche Liebe. Diese Situation ist sicher nicht ideal, vor allem angesichts der heute allgegenwärtigen, hochgesteckten sexuellen Erwartungen, aber völlig normal. Und es dauert nicht ewig. Vor allem wenn das Geburtserlebnis positiv war und beide Partner intensiv daran teilgenommen haben, kann das sexuelle Interesse manchmal schon in den ersten Tagen oder Wochen (in denen es trotz einiger glücklicher Ausnahmefälle normalerweise nicht ausgelebt werden kann) aufflammen, aber nach sechs Wochen wieder abflauen, wenn die körperlichen Voraussetzungen endlich gegeben sind. Das kann eine ziemlich frustrierende Erfahrung sein – also erwarten Sie sich nicht zu früh zuviel.

Manche Frauen geben an, daß sie für körperliche Liebe einfach zu erschöpft, zu sehr mit dem Kind beschäftigt und körperlich sowie gefühlsmäßig zu sehr beansprucht seien. Andere beschreiben es, als würde jegliches sexuelles Interesse mit einem Schalter einfach abgeschaltet. Biologisch gesehen ist dies durchaus eine sinnvolle Sache. Die Natur (will man diesen Begriff hier einführen) achtet darauf, daß Sie sich um Ihr neugeborenes Baby kümmern und nicht gleich ein weiteres in Angriff nehmen. Sie können natürlich versuchen, mit der Erschöpfung fertig zu werden und einander mehr Zeit zu gönnen. Wenn aber die Libido völlig verschwunden ist, bleibt nichts anderes übrig, als das Sexualleben auf später zu verschieben, wohl wissend, daß dieser Zustand nicht ewig dauert.

Pflegen Sie Ihre Beziehung in anderer Hinsicht. Sie müssen Intimität, Zuneigung und zudem auch genügend nichtsexuellen körperlichen Kontakt aufrechterhalten. Wenn schließlich das Interesse wieder erwacht, kommt auch die sexuelle Beziehung wieder zum Zug. Aber natürlich ist all dies viel leichter gesagt als getan. (Lesen Sie Weiteres S. 129.)

Auch wenn das Sexualleben wiederaufgenommen wird, kann es anders sein als vor der Geburt. Die Vorstellung von der Rückkehr des Normalzustandes kann ziemlich irreführend sein. Bei manchen Paaren läuft wieder alles beinahe wie vor der Schwangerschaft, bei anderen ändert sich hingegen vieles. Viele Eltern, die die Anpassungsphase nach der Geburt hinter sich haben, geben an, daß sie zwar nicht mehr so oft Geschlechtsverkehr haben wie früher, dieser aber besser geworden sei.

Wie lange ...?

Der übliche Rat lautet heutzutage, das Sexualleben wiederaufzunehmen, wenn man dazu bereit ist. Manche Ärzte raten noch immer, bis nach der

Untersuchung sechs Wochen nach der Geburt zu warten. Diese Ansicht ist veraltet. Sie können getrost miteinander schlafen, wenn Ihnen danach ist und die sechs Wochen noch nicht vorbei sind. Achten Sie aber immer darauf, daß Sie beide dies auch wollen. Drängen Sie den Partner nicht, wenn er noch nicht dazu bereit ist. Dieser Druck, ob er nun von Ihrem Partner, von Ärzten oder Freunden kommt (und das kommt vor), kann sich sogar sehr kontraproduktiv auswirken.
Sie können sich an die Sechswochenregel halten, wenn sie ihnen nützlich erscheint. Aber denken Sie bloß nicht, daß sechs Wochen eine magische Zahl ist, die bedeutet, daß danach alles wunderbar wäre. »Bereit zu sein« bedeutet eben die innere Bereitschaft, und für viele Leute sind sechs Wochen nicht lange genug.
Normalerweise braucht die Frau längere Zeit, um sich wieder zu erholen – aus verständlichen Gründen –, obwohl auch Männer manchmal eine Weile brauchen, um das Geburtserlebnis zu verarbeiten. Studien haben gezeigt, daß etwa dreißig bis sechzig Prozent aller Paare sechs Wochen nach der Geburt die sexuellen Beziehungen wiederaufgenommen haben und nach drei Monaten die überwiegende Mehrheit soweit ist. Das bedeutet aber nur, daß sie zumindest einmal miteinander geschlafen haben. Es heißt nicht, daß sie regelmäßig miteinander schlafen oder daß es immer sehr befriedigend abläuft. All das kann noch eine Weile dauern. Manche Paare haben sechs Monate lang oder noch länger überhaupt keinen sexuellen Kontakt, mehr als die Hälfte aller Paare schläft nicht mehr so häufig miteinander wie vor der Schwangerschaft, selbst ein Jahr nach der Geburt. Hinsichtlich der sexuellen Anpassung nach einer Geburt gibt es eine große Bandbreite normaler Verhaltensweisen. Lassen Sie sich auf keinen Fall – und in keiner Richtung – von den Erwartungen anderer Leute oder ihren eigenen unter Druck setzen.

Wir nahmen unsere sexuelle Beziehung ohne das Eindringen seines Penis wieder auf. Es war eigentlich schön, nur begann ich mir Gedanken zu machen, daß wir es doch schaffen müßten, richtig miteinander zu schlafen. Wir versuchten es unmittelbar vor der Sechswochenuntersuchung, damit wir dem Arzt auf seine eventuelle Frage sagen könnten, ja, wir haben es getan. Es gibt wahrscheinlich ziemlich viele gute Gründe für Sex, aber dem Arzt gefallen zu wollen zählt da ja wohl nicht dazu.
Wir haben es eine Ewigkeit lang nicht getan. Heute ist es manchmal besser, manchmal schlechter. Unser Sexualleben ist nicht gerade ausgeglichen. Hätte ich mehr Zeit, mir darüber Gedanken zu machen, wäre mir das sicher nicht egal. Ich würde mir auch Gedanken machen, wenn ich den Eindruck hätte, daß unsere Beziehung dadurch ernstlich in Gefahr ist.
Man muß eigentlich gar kein Sexualleben haben, aber ich habe diesen boh-

renden Verdacht, daß man eines haben sollte. Und dann denke ich wieder, das ist doch alles lächerlich, ich versuche anscheinend, Superwoman zu sein. (Victoria, Tochter 9 Mon.)

Victoria und Ihr Partner konnten, einige wenige Monate nachdem sie die obigen Zeilen geschrieben hatte, wieder ihr normales Sexualleben aufnehmen. Inzwischen erwarten sie ihr zweites Kind.
Die Tatsache, wie oft Sie Verkehr haben – oder ob Sie überhaupt welchen haben –, ist unwichtig, solange nicht einer der Partner darunter leidet und die Beziehung dadurch gefährdet ist. Zeitschriften, Bücher, Werbung und auch Freunde vermitteln Ihnen indirekt, daß Sie eigentlich Sex haben *sollten*. Aber in dieser Beziehung gibt es kein »*Sollten*«, außer daß Sie beide glücklich sein sollten.
Sobald sich mangelnder Geschlechtsverkehr oder Veränderungen Ihres Sexuallebens auf Ihr persönliches Glück oder Ihre Beziehung auswirken, wird es problematisch. In diesem Fall müssen Sie überlegen, was sich ändern ließe. Vielleicht müssen Sie Ihrer gereiften Beziehung und auch Ihrer sexuellen Beziehung mehr Raum geben, vielleicht brauchen Sie auch nur Ihre Techniken und das Drumherum ein wenig anzupassen. Vielleicht finden Sie auch andere Möglichkeiten, einander Ihre Liebe und Zuneigung zu zeigen, und warten mit der körperlichen Liebe noch eine Weile.
In welcher Situation Sie sich auch befinden mögen, wesentlich ist in jedem Fall die Kommunikation. Falls es daran fehlt, können sich sogar kleine Problemchen zu großen Ärgernissen entwickeln. Wenn Sie bisher nicht intime Gespräche oder Gespräche über Sexualität führen konnten, kann es schwierig werden – Sie werden aber wohl nicht daran vorbeikommen.

Ich war so fest entschlossen, meinen Mann in meiner ständigen Liebe und meinem Verlangen nach ihm zu bestätigen, daß ich seine Annäherungen nicht abweisen konnte. Da aber unser Baby zwei- bis sechsmal pro Nacht aufwachte, hatte ich manchmal das Gefühl, mein Mann und mein Kind hätten sich verschworen, um mich vom Schlafen abzuhalten.
Wenn ich am Ende eines anstrengenden Tages schließlich völlig geschafft ins Bett kroch, wäre ich für ein wenig Kuscheln sehr dankbar gewesen, denn natürlich wollte ich mir der Liebe und Unterstützung meines Mannes sicher sein. Aber meistens artete das dann in richtigen Sex aus. Ich wollte es ihm nicht abschlagen, um ihm nicht das Gefühl zu geben, abgewiesen zu werden. Wenn ich wirklich einmal nein sagte, fühlte ich mich so schuldig, daß schließlich ich die treibende Kraft wurde und wir wieder miteinander schliefen.
Ich war schon mit dem zweiten Kind schwanger, als mein erstes endlich die ganze Nacht durchschlief. Nach der zweiten Geburt war ich wieder völlig er-

schöpft und nicht eben auf körperliche Liebe erpicht, machte aber trotzdem alles mit und plagte mich bis zum Orgasmus, um meinen Mann glücklich zu sehen, obwohl ich innerlich vor Wut kochte.
Es kam schließlich zum Krach, als ich meinem Mann sagte, ich fühlte mich von ihm attackiert, wenn er nur die Hand auf meine Brust legte. Ich legte ihm meine Gefühle nahe, und seit damals ist er einfach wunderbar, verständnisvoll und geduldig. Ich verstehe überhaupt nicht, warum ich nicht früher mit ihm gesprochen habe. (Vivien, zweifache Mutter)

Wenn Sie miteinander sprechen und kuscheln können (ohne daß dies automatisch zum Geschlechtsverkehr führen muß), fallen kleine Schwierigkeiten von selbst weg, während größere leichter zu bewältigen sind. Die meisten Probleme im ersten Jahr nach einer Geburt sind vorübergehend, können aber zu langfristigen Problemen führen, wenn man sie nicht gemeinsam und einfühlsam löst.

Das erste Mal

Es kann die natürlichste Sache der Welt und völlig unproblematisch sein, zum erstenmal nach der Geburt eines Kindes miteinander zu schlafen. Es kann aber auch schon im voraus Ängste erwecken und schließlich unerwartete Reaktionen auslösen. Wählen Sie einen Zeitpunkt, zu dem Sie nicht allzu müde sind, und überlegen Sie sich schon einmal, was Sie tun werden, wenn das Baby aufwacht oder schreit. Wundern Sie sich auch nicht, wenn die Liebe etwas unsauber abläuft (Milch tritt aus, wenn Sie stillen, oder vielleicht haben Sie noch längere Zeit nach der Geburt Blutungen). Man kann – und sollte sogar – den Geschlechtsverkehr ein wenig zurückhaltender genießen als sonst, da die Brüste der Frau wund sein können. Lassen Sie den Penis nur sehr sachte eindringen, wenn Riß-, Schnitt- oder Schürfwunden am Damm schmerzen.
Nach einem Kaiserschnitt wählen Sie am besten eine Stellung, bei der das Gewicht des Mannes nicht gerade auf Ihrer Narbe lastet. Die Frau könnte entweder oben sein oder auf dem Bett liegen und ihre Beine über den Bettrand hängen lassen, so daß er auf dem Boden zwischen ihren Beinen knien kann und die Partnerin durch sein Gewicht überhaupt nicht belastet ist. Seien Sie auch darauf vorbereitet, daß ein Orgasmus in den ersten drei Monaten nach einem Kaiserschnitt schmerzhaft sein kann, da die noch nicht völlig verheilte Gebärmutterwand kontrahiert.
Bleiben Sie realistisch, und beginnen Sie die Liebe sachte. Schließlich handelt es sich nur um das erste Mal. Die Angst, sich oder den Partner zu verletzen, ist ein häufiges Hindernis auf dem Weg zur Wiederaufnahme

sexueller Beziehungen. Dies ist eine sehr verständliche Angst, obwohl sie sich letztlich oft als unbegründet erweist.

Ich hatte wirklich das Bedürfnis, meinem Partner nahe zu sein und mit ihm zu schlafen, obwohl meine Naht ziemlich schmerzte. Wir ließen uns daher viel Zeit und paßten sehr auf, weil ich Angst vor den Schmerzen hatte. Dabei wurde es ganz wunderbar. (Lena, Sohn 9 Mon.)
Ich kann mich erinnern, wie ich mich vor dem ersten Mal fürchtete, nachdem mein Baby geboren war. Ich hatte solche Angst vor seinem Eindringen. Ich war wie ein junges Mädchen, das zum erstenmal mit jemandem schlief, nur viel ängstlicher. Ich hatte große Angst vor den Schmerzen und davor, daß die Form und Größe meiner Vagina nun anders sein würde. Ich hatte auch Angst, mein Mann würde sagen, daß nun alles ganz anders sei, und daß auch ich das Gefühl haben würde, es sei nicht mehr dasselbe. Als wir es schließlich doch wagten, hatte ich überhaupt keine Schmerzen, und die Größe war absolut kein Problem. Alles war in Ordnung. Nach der zweiten Geburt plagten mich diese Ängste nicht mehr. (Sharona, Tochter 3 J., Sohn 9 Mon.)

Viele Ängste beziehen sich auf Form und Größe der Vagina. In der Tat wird sie sich etwas eingefallen anfühlen, wenn Sie einander das erste Mal nach einer Geburt lieben. Aber keine Sorge – dies ist nicht die bleibende Form Ihrer Vagina. Das Gefühl verschwindet normalerweise innerhalb weniger Wochen, sobald der Muskeltonus zurückkehrt. Dabei können Sie selbst mit Übungen nachhelfen (siehe S. 29).
Anders verhält es sich mit dem Schmerz. Achten Sie darauf, daß Ihr Partner Ihre Ängste versteht. Sprechen Sie darüber, bevor Sie miteinander schlafen. Vereinbaren Sie zuvor, daß Sie sofort sagen werden, wenn etwas weh tut oder unbequem ist, und dies das Zeichen zum Rückzug ist. Betrachten Sie die Sache als Testlauf, bei dem keiner böse werden oder sich zurückgewiesen fühlen darf, wenn er nicht gleich funktionieren sollte. Sie können es ja in wenigen Tagen wieder versuchen.

Ich war ein wenig besorgt wegen der Narbe und auch ziemlich trocken. Aber ich hatte trotzdem keine Angst, daß es weh tun könnte. Ich hätte ja immer »Stop« sagen können, wenn es wirklich weh getan hätte. (Dawn, Sohn 1 J.)
Als wir nach drei Wochen zum erstenmal miteinander schliefen, tat mir außen nichts weh, aber innen fühlte es sich beinahe wie neuerliche Wehen an. Es tat mir fast leid, daß wir es versucht hatten. Wir warteten also noch eine Woche, und dann war alles in Ordnung. (Lea, Tochter, 1 Jahr)

Es kann ganz nützlich sein, eine Tube Gleitgel bei der Hand zu haben, weil Trockenheit anfangs häufig bei der Frau ein Problem darstellt (siehe S. 75,

Trockenheit). Verwenden Sie es aber nur als Unterstützung, nicht als Ersatz für die natürliche Erregung. Selbst wenn Sie das Mittel nicht brauchen, gibt es Ihnen doch eine gewisse Sicherheit, wenn Sie sich zu Beginn vor der Reibung fürchten.
Auch ein wenig Alkohol kann sicher nicht schaden, wenn Sie glauben, er könnte Ihnen helfen – aber übertreiben Sie es nicht. Vor allem die Männer sollten die Kontrolle behalten können, wenn sie sanft sein und auf Wunsch der Frau aufhören wollen. Manche Paare vermeiden zu Beginn penetrativen Sex, vielleicht hat auch die Frau mehr Lust auf Selbstbefriedigung oder will ein wenig mit ihren Genitalien experimentieren, um wieder an Selbstsicherheit zu gewinnen.

Ich glaube, daß wir nach etwa drei Wochen eine Art Sex hatten. Ich war damals zu einem richtigen Geschlechtsverkehr absolut nicht aufgelegt, aber manuell haben wir einander einen Orgasmus verschafft. Ich kann mich nicht erinnern, ob wir ein Gleitmittel oder nur Speichel verwendet haben. Ich glaube, es war Speichel. Ich weiß noch, daß ich danach sagte: »Na, rein vom System her funktioniert noch alles.« Wir versuchten es erst nach sechs Wochen mit richtigem Sex, und es war sicher auch deshalb für uns so einfach, weil wir zum Teil schon mit uns experimentiert hatten. (Jennifer, Sohn 2 J.)

Geraten Sie nicht in Panik, wenn der erste Versuch eines Geschlechtsverkehrs schmerzhaft, unangenehm oder einfach nicht befriedigend ist! Die Befriedigung ist nur eine Sache der Zeit, der Entspannung und der Zuversicht. Und ein leichtes Unbehagen ist während des Geschlechtsverkehrs in der ersten Zeit nach der Geburt leider relativ häufig. Es verschwindet zumeist von selbst, oder es gibt einen einleuchtenden Grund dafür – etwa Trockenheit –, der sich rasch beheben läßt (siehe S. 76).
Manchmal kommt es durch den Geschlechtsverkehr neuerlich zu hellroten Blutungen, auch wenn Sie nur noch einen schwachen, dunklen Ausfluß haben oder die Blutungen schon aufgehört haben. Solange es sich jedoch nicht um sehr starke Blutungen handelt, besteht kein Grund zur Sorge. Warten Sie einfach einige Tage, bevor Sie es wieder versuchen. Selbstverständlich sollten Sie aber Ihren Arzt konsultieren, wenn große Mengen Blut abgehen.
Abgesehen von möglichen körperlichen Hindernissen, kann einer der Partner Sex plötzlich seltsam findet. Manche Paare halten sich für »ungezogen« wie Teenager, die es verstohlen miteinander treiben, oder sie fühlen sich plötzlich ganz jungfräulich.

Ich fühlte mich durch den engen Kontakt zu einem reinen, neugeborenen Wesen noch ganz jungfräulich und wollte mich nicht beschmutzen.
(Joyce, vier Kinder zwischen 13 und 2 J.)

Es können auch seltsame Gefühle angesichts der Tatsache auftauchen, daß man als Elternteil auch Sex hat (haben Eltern eigentlich Sex?). Eine Frau berichtete, es sei ihr so unmöglich erschienen, als hätte sie eine inzestuöse Beziehung zu ihrem Bruder. Und nicht selten tauchen beim ersten Geschlechtsverkehr Erinnerungen an die Geburt wieder auf. Diese können angenehm, unangenehm oder neutral sein.

Bei meinem ersten Orgasmus nach der Geburt (ohne Penetration) stieg in mir das Bild, ja sogar das Gefühl (aber kein Schmerz) vom Austreten des Kopfes meines Kindes auf, nicht aber das Gefühl, daß etwas in mich eindringen würde. Ich dachte an Sheila Kitzinger und ihre Beschreibung der Geburt als orgiastisch (was sie bei mir ganz sicher nicht war). Es war sehr eigenartig, aber nicht unangenehm. Ich glaube, das passierte nur einmal.
(Chrissie, Sohn 2 J.)
Wir versuchten zum erstenmal nach der Sechswochenuntersuchung, miteinander zu schlafen. Es war ziemlich schrecklich. Während der ganzen Zeit konnte ich nur an die Geburt denken. Diese Schmerzen und die ständige Angst, mein Damm könnte wieder einreißen ... Dieses erste Mal war eindeutig am schlimmsten ... Danach blieben diese schrecklichen Bilder der Geburt langsam aus. (Luisa, Kinder 3 J. und 1 J.)
Nach jeder Geburt brach ich während der ersten Male in Tränen aus, wenn wir miteinander schliefen. Es weckte die Erinnerung in mir. Es war eigentlich nicht so schrecklich. Ich hatte nur das Gefühl, etwas ginge wieder in mich hinein, öffnete alles von neuem, es war traumatisch. Aber nach vier oder fünf Malen ging es mir wieder gut. (Jenny, Söhne 3 J. und 1 J.)
Nachdem unsere Tochter geboren war und wir gerade wieder unsere sexuellen Beziehungen aufnahmen, stieg immer ein Bild in mir auf, wie Catherine auf dem Gebärstuhl hingestreckt dalag. Während der Wehen blieb die Frau mehrere Stunden lang so liegen, und diverse Ärzte kamen und sahen nach ihr. Ich fand diese Vorstellung etwas beunruhigend, sie stellte zu Beginn ein Problem dar. Aber es war nicht so schlimm, daß es mir alle Lust genommen hätte, und mit der Zeit verschwand dieses Bild. (Nicholas, Tochter 1 J.)

Alle diese Reaktionen auf körperliche Liebe vor, während und nach dem ersten Mal sind ganz normal und verschwinden fast immer ganz. Nur sehr selten bleibt etwas zurück.

Körperliche Probleme

Müdigkeit

Müdigkeit kann Ihr Sexualleben ruinieren, und Babys sind leider sehr ermüdend. Sie sind körperlich und seelisch anstrengender als alles andere, was man kennt, jedenfalls aber als das, womit man normalerweise zu tun hat. Sogar noch ein Jahr nach der Geburt beklagen sich zwanzig Prozent der Frauen darüber, daß sich die Müdigkeit auf ihr Sexualleben auswirkt. Ein Neugeborenes wäre schon anstrengend genug, fühlte man sich selbst fit und gut ausgeruht, aber leider ist das ja nicht der Fall. Alles beginnt mit den letzten Phasen der Schwangerschaft, mit den Wehen und der Geburtsarbeit. Geburtsarbeit ist ein äußerst zutreffender Begriff. Eine Geburt ist harte Arbeit, die viele Frauen total erschöpft.
Kaum beginnt man sich ein wenig zu erholen, sieht man sich einem Etwas gegenüber, das den ganzen Tag und die ganze Nacht lang Forderungen stellt. Dabei muß man den schnellsten Lernprozeß überhaupt hinter sich bringen und eine Phase körperlicher und gefühlsmäßiger Anpassung durchmachen, die bis ins Zentrum der eigenen Persönlichkeit und der eigenen Beziehungen hineinreicht. Als wäre dies noch nicht genug, muß so manche Mutter Schmerzen am Damm aushalten (und Schmerzen allein sind schon sehr ermüdend) und anfängliche Probleme beim Stillen überwinden. Diese Zeit ist sehr viel anstrengender, als sich die meisten kinderlosen Leute überhaupt vorstellen können.

Ich bin ja schon nachts auf Berge geklettert, habe in 36-Stunden-Schichten gearbeitet, habe wegen irgendeines Projektes mehrere Nächte hindurch kaum geschlafen, aber noch nie, überhaupt nie, war ich so erschöpft oder habe mich so nach tiefem Schlaf gesehnt wie in den ersten Monaten nach der Geburt meines Sohnes. Ich erinnere mich genau, wie ich mitten in der Nacht mit ihm dagesessen bin – den Tränen nahe oder schon schluchzend – und ihn leise gebeten habe, doch bitte zu schlafen, damit auch ich schlafen kann.
(Claire, Sohn 2 J.)
Sogar wenn wir Lust auf Sex haben, läßt sich da leider meistens nichts machen. Entweder haben wir mit dem Baby zu tun, oder wenn sie schließlich schläft, sind wir einfach erschöpft. Wir fallen buchstäblich ins Bett. Inzwischen geht sie um halb zehn oder zehn schlafen und schläft die ganze Nacht hindurch, aber todmüde bin ich nach wie vor. Mir fehlt ganz einfach die emotionale Energie für körperliche Liebe. Der Tagesablauf hat sich für Terry nicht so stark geändert wie für mich, und er ist früher immer bis halb zwei am Morgen aufgeblieben. Aber auch er ist völlig übermüdet. Wenigstens geht es uns

beiden gleich, so daß nicht einer wach daliegen muß, weil er sich vor Lust verzehrt. (Emma, Tochter 4 Mon.)

Im allgemeinen ist die Frau erschöpfter als der Mann. Selbst wenn die Säuglingspflege gerecht aufgeteilt wird – was selten genug vorkommt –, hat der Mann immer noch einen Vorsprung, weil er sich nicht erst von der Geburt erholen muß. Das Stillen kann für die Mutter zusätzlich ermüdend wirken und bedeuten, daß sie den Großteil der Pflichten auf sich nimmt. Viele »moderne Männer« haben ja vor, aufzustehen und dabeizusein, wenn die Partnerin das Kind stillt, aber länger als eine Woche halten sie diesen Vorsatz meist nicht durch. Welchen Sinn hat es aber auch, aufzusein und zuzusehen! Vor allem, wenn man am nächsten Morgen im Beruf konzentriert arbeiten muß.
Natürlich macht es keinen Sinn, wenn beide Partner völlig übermüdet sind; führen Sie dafür aber keinesfalls die Arbeit als Begründung an! Dieses Argument überzeugt vielleicht kurzfristig, wenn Ihre Frau zu Hause ist, jede Menge Helfer um sich hat, das Baby pflegeleicht und die Chance auf Schlaf während des Tages groß ist. Sofern Sie nicht einen außergewöhnlichen Beruf haben (beispielsweise als Flugkapitän), ist dieses Argument fadenscheinig. Es gibt kaum eine Arbeit in einem Büro oder Handwerk, die anstrengender ist als die Beaufsichtigung kleiner Kinder den ganzen Tag hindurch (wehe, wenn auch noch die Nacht hinzukommt). Eltern, die beides versucht haben – bezahlte Arbeit außer Haus und Kinderbeaufsichtigung den ganzen Tag über daheim –, wissen genau, was einfacher ist.

Ich gehe in die Arbeit, um mich auszuruhen. Im Büro ist alles so viel leichter als zu Hause! Das war schon so, als ich nur ein Kind hatte. Man kann konzentrierter arbeiten, man hat überhaupt nur eine Aufgabe. Zu Hause muß man ständig darüber nachdenken, was als nächstes fällig ist, und man hat eine Unzahl von Aufgaben. Immerhin wird von einem nicht nur erwartet, daß man auf das Kind oder die Kinder achtgibt. Irgendwann übernimmt man alles: vom Gang in die Reinigung bis zur Betreuung der Handwerker.
Meine Bürokollegen bekommen keine Wutanfälle, werfen einander keinen Bohneneintopf an den Kopf. Die Gesellschaft der Erwachsenen ist viel verläßlicher. Man hat Zeit nachzudenken. Es ist auch viel weniger ermüdend mit Erwachsenen, weil sie viel ruhiger und ordentlicher sind.
(Marsha, Tochter 4 J. und Zwillinge 2 J.)

Übermüdete Eltern leisten in ihrem Bereich nicht mehr als übermüdete Angestellte bei der Arbeit außer Haus. Ausgeglichene Eltern sind für das seelische und körperliche Wohlbefinden ihrer Kinder sehr wichtig. Wenn

Sie Ihre Kinder schätzen, sollten Sie den Schlaf ihres Betreuers ebenso schützen wie den Schlaf des Verdieners in der Familie. Sofern Sie nicht stillen und das Kind ein Fläschchen bekommt, sollten Sie sich die »Nachtschicht« von Anfang an teilen. Und selbst gestillte Kinder brauchen nachts manchmal etwas anderes als die Mutterbrust. Windeln wechseln, umhergehen, wiegen oder das Kind beruhigen – all das kann auch der Vater erledigen.

Wenn Ihr Partner einen Großteil der nächtlichen Kinderpflege übernimmt, sollten Sie bedenken, wie sehr dies ermüdet. Sie mögen zwar selbst auch müde sein, sehr viel ermüdender ist es jedoch, wenn die Nachtruhe ständig unterbrochen wird, ganz egal, was man tagsüber sonst zu tun hat. Ruhe und Erholung sind nicht nur die Summe der Stunden, die man im Bett verbringt. Es kann einen schon zur Verzweiflung bringen, wenn man sich zwingen muß, in regelmäßigen Abständen aufzuwachen.

Erschöpfung kann sich sehr zerstörerisch auswirken. Sie wirkt verlangsamend, schränkt das Urteilsvermögen ein, bewirkt schlechte Laune sowie übertriebene Sorgen und ist der Nährboden für viele schlechte Eigenschaften – ganz zu schweigen vom Verlust der Lust. Selbstverständlich nützt Erschöpfung keinem von beiden. Aber der ausgeruhtere Elternteil sollte für die Erschöpfungssymptome des Partners, mit denen sich sicherlich nicht angenehm leben läßt, Verständnis aufbringen. Unterschiedlich starke Müdigkeit kann auch zu Interessenkonflikten führen. Was ein erholter, nicht allzu müder Mensch vom Leben erwartet, unterscheidet sich oft sehr von dem, was ein völlig erschöpfter Mensch erwartet – vor allem in allen Belangen rund ums Bett.

Als meine Kinder noch klein waren, betrachtete ich Sex einfach als Verschwendung wertvollster Schlafenszeit. (Caren, 4 Kinder von 16 bis 22 J.)

Als unser Sohn noch ein Baby war, ging ich zu Bett und dachte: »Wenn ich Glück habe, schaffe ich zweieinhalb Stunden Schlaf, bevor er wieder aufwacht und Hunger hat.« Dann machte häufig mein Mann Annäherungsversuche und ich dachte: »Ach nein, das halte ich nicht aus! Wenn ich jetzt nachgebe, schlafe ich wahrscheinlich überhaupt nur eineinhalb Stunden.«
(Sally, Sohn 3 J.)

Falls Ihr Kind gut schläft, kann sich die Erschöpfung in wenigen Wochen bessern. Es ist aber ebenso wahrscheinlich, daß nichts besser wird oder sich die Situation sogar noch verschlimmert. Die Müdigkeit wird immer größer, und das Wochenende reicht nicht mehr aus, um ein wenig »aufzutanken«. Männer glauben oft, sie seien genauso müde wie die Frau, weil sie nie zuvor in ihrem Leben so müde waren. Peter Walker, zweifacher Vater und Leiter von Elternkursen nach der Geburt, bestreitet, daß dies unter normalen Umständen zutrifft. »Ich komme mit Männern und Frauen nach der Geburt zusammen. Die Frauen sind entweder überdreht, oder sie sehen richtig elend aus und starren ins Leere. Bei Männern ist das anders.«

Versuchen Sie, eine Woche lang ebenso viele Stunden wach zu sein wie Ihre Frau, falls Sie denken: »Ach, so müde kann sie doch nicht sein.« Diese Zeit verdoppelt oder verdreifacht sich sogar wegen des kumulativen Effektes durch die Geburt, das Stillen und die letzten Tage, Wochen oder Monate.

Eines Abends, um etwa zehn Uhr, als ich unser weinendes Baby mindestens eine Stunde lang im Wohnzimmer auf und ab getragen hatte, kam mein Partner kurz herein und sagte: »Es tut mir wirklich leid, aber ich muß jetzt einfach schlafen gehen.« Und er ging auch schlafen. Ich ging weiter auf und ab, Tränen liefen mir übers Gesicht, und ich dachte: »Offensichtlich muß ich nicht schlafen gehen.« Ich war ganz sicher viel erschöpfter als er, weil ich das Baby jede Nacht betreute, aber so ging es mir eben, und ich konnte absolut nichts machen.

Dabei war es nicht nur seine Schuld. Ich hätte ihm schon vor langer Zeit das Baby einfach übergeben und selbst zu Bett gehen sollen. Ich wollte aber meinen Sohn immer bemuttern, wenn er weinte, und bis zu diesem Tag war es noch nie vorgekommen, daß ich allein gelassen wurde und ihn völlig allein betreuen mußte. (Jennifer, Sohn 2 J.)

Die Mühe und Arbeit zu teilen ist sicherlich die beste Methode, um die Müdigkeit des einzelnen Partners ein wenig zu lindern und das Schlafbedürfnis (vielleicht auch das Bedürfnis nach körperlicher Liebe) einigermaßen im Gleichgewicht zu halten. Vielleicht hilft es, die Energie beider Elternteile als gemeinsame Ressource zu betrachten – auch wenn das eine sehr ehrliche Bewertung der Situation erfordert.

Wenn ein Partner das Baby jede Nacht betreut – beispielsweise um es zu stillen –, sollte er auch die Möglichkeit haben, an Wochenenden oder manchen Nachmittagen zu schlafen, wann immer sich die Gelegenheit bietet. Es ist sehr wichtig, sich immer wieder Rechenschaft darüber abzulegen, was jeder Elternteil gerade beiträgt. Andernfalls gerät man sehr leicht in eine Sackgasse. Wenn die Frau stillt, kann es zur Gewohnheit werden, daß sie für alle nächtlichen Bedürfnisse des Babys zuständig ist. Sie hört das Baby einfach früher, und ihr Partner gewöhnt sich daran, gar nichts zu hören. Vergessen Sie auf keinen Fall, daß am Ende der Stillzeit die nächtlichen Pflichten gerecht aufgeteilt werden können.

Ich stillte unseren Sohn neun Monate lang und betreute ihn daher jede Nacht. Als ich zu stillen aufhörte, war ich immer noch nachts für ihn zuständig. Ich war daran gewöhnt und glaubte, das Baby brauche mich; mein Partner wachte ganz einfach nicht auf. Dann hatte unser Sohn eine Phase, in der er jede Nacht ein oder zwei Stunden lang wach war, und plötzlich dämmerte es mir – das war doch lächerlich! Warum sollte ich alles allein machen? Wir sprachen darüber und vereinbarten, uns Nacht für Nacht abzuwechseln. Das hätten wir sicher schon viel früher tun sollen. (Claire, Sohn 2 J.)

Wenn sich Ihr Partner an der nächtlichen Betreuung beteiligen soll, müssen Sie ihn zu Beginn vielleicht rücksichtslos wecken. Beim ersten Nachtdienst muß sich der Vater schon beim Schlafengehen vornehmen, auf das Weinen des Babys zu achten. Er darf sich nicht darauf verlassen, daß seine Partnerin aufwachen wird, da diese sonst wahrscheinlich niemals eine ganze Nacht ungestört genießen kann.
Es funktioniert sicher besser, wenn der Vater schon immer einige Nachtdienste übernommen hat. Das Baby kommt dann leichter damit zurecht, wenn plötzlich der Vater anstelle der Mutter vor seinem Bettchen steht. Dasselbe gilt für die Betreuung bei Tag. Das Kind wird sich – und nicht zu Unrecht – zuerst an jenen Partner wenden, der die meiste Zeit mit ihm verbringt. Nur allzugern überläßt man dem Elternteil, der ohnehin das meiste übernimmt, die ganze Arbeit. Um dies zu vermeiden, muß sich zum einen der Hauptbetreuer auch ein wenig zurücknehmen, während sich der andere Elternteil um einen engeren Kontakt zum Kind bemühen muß. Kleine Kinder legen großen Wert darauf, wer sie betreut. Wenn Sie sich als Elternteil an der Kinderbetreuung beteiligen wollen, müssen Sie auch einigermaßen regelmäßig anwesend und für das Kind dasein.
Zu einer gleichberechtigten Beziehung (in allgemeinen und sexuellen Belangen) gehört es auch, die Müdigkeit – und damit auch einige der Sorgen der Elternschaft – zu teilen. Verhelfen Sie Ihrem Partner zu mehr Munterkeit, falls Sie sexuelle Wünsche haben, Ihr Partner aber zu müde ist. Ermöglichen Sie ihm Pausen und kleine Nickerchen – stehen Sie zu Ihrem Versprechen, wenn Sie diese Möglichkeit versprochen haben!
Selbst wenn man nicht erschöpft ist, kann es schon schwierig sein, Zeit für Intimitäten zu finden, vor allem, wenn das Baby noch sehr klein und in seinen Ansprüchen sehr sprunghaft ist. Sobald aber eine gewisse Routine eingekehrt ist, sollte es möglich sein, ein wenig Zeit beim täglichen Nickerchen beziehungsweise vor oder nach dem nächtlichen Schlaf aufzubringen. Dieser Zeitpunkt wird irgendwann zwischen sechs Wochen und drei Jahren nach der Geburt eintreten – je nach Art des Kindes und Ihrer Entschlossenheit.
Sie müssen eventuell akzeptieren, daß ab einer bestimmten Zeit (zehn,

elf, neun Uhr?) nur noch Zeit für ein wenig Kuscheln und Schlaf ist. Derartige Zeitbeschränkungen können dazu führen, daß die Häufigkeit von Annäherungen und Zurückweisungen zu später Zeit geringer wird und man – bei Bedarf – eher frühzeitig ins Bett gehen möchte. Wenn Sie Zeit und Muße für sexuelle Aktivität aufbringen, sollten Sie bedenken, daß müde Menschen langsamer erregbar sind und auch langsamer zum Orgasmus kommen. Bleiben Sie in Ihren Erwartungen realistisch, falls Sie miteinander schlafen und ein oder beide Partner sehr müde sind. Sprechen Sie offen und ehrlich darüber, was Sie wollen und wozu Sie bereit sind.

Ein Partner kann Lust auf Liebe haben, ohne sich gleichzeitig dem Druck auszusetzen, den Orgasmus zu erreichen. Wenn er ihn aber dennoch erreichen möchte, so muß der weniger ermüdete Partner bereit sein, sich eben ein wenig mehr anzustrengen. Es gibt Möglichkeiten der körperlichen Liebe, die keine allzugroße Anstrengung erfordern. Sparsamere Bewegungen sind nicht unbedingt weniger befriedigend, zudem gibt es Stellungen, bei denen sich nicht ein Partner auf einige wenige Muskeln stützen muß.

Was Sie auch tun oder lassen, Sie sollten in jedem Fall wissen, daß ein Nein nur ein Nein zu einem Vorschlag oder einer Handlung, nicht aber zu einer Person ist. Es ist sinnlos, sich zurückgewiesen zu fühlen, wenn Erschöpfung das einzige Problem ist. Es ist ganz wichtig, realistisch zu bleiben. Es wird Ihnen vermutlich nicht gelingen, die Müdigkeit zu besiegen, jedenfalls nicht in den ersten Wochen oder Monaten nach der Geburt, aber es lohnt sich dennoch, daran zu arbeiten. Eine frischgebackene Mutter äußerte hierzu: »Wenn man gut ausgeruht ist, scheint alles möglich, wenn nicht, nichts.«

Schmerzen und Wundsein

Geringfügige Schmerzen oder Unbehagen beim Geschlechtsverkehr sind nach der Geburt leider recht häufig. In einer Studie wurde festgestellt, daß zwanzig Prozent der Frauen auch noch drei Monate nach der Geburt beim Geschlechtsverkehr unter Schmerzen und unangenehmen Gefühlen litten (medizinisch als Dyspareunie bezeichnet). Bei Erstgebärenden steigt diese Zahl sogar auf vierzig Prozent. Der Studie zufolge hatten achtzehn Prozent noch ein halbes Jahr nach der Geburt und acht Prozent nach einem Jahr Probleme.

Es wird kaum überraschen, daß die Kombination von Geburt und relativ rascher Wiederaufnahme der sexuellen Aktivitäten bei manchen Leuten Schwierigkeiten auslöst. Es ist aber dennoch nicht nötig, daß so viele Paare ernsthafte Probleme damit bekommen. Ein Lösungsansatz bestünde in einer Änderung der medizinischen Praxis. Wir selbst können nur insofern Einfluß darauf nehmen, indem wir richtige Fragen und Forderungen stellen. Schließlich müssen wir aber mit dem vorliebnehmen, was uns angeboten wird. Andere Lösungsmöglichkeiten können in – bisweilen ganz einfachen – Ratschlägen bestehen, die man jungen Eltern routinemäßig geben sollte, was aber in der Regel nicht geschieht. Das folgende Kapitel soll einige dieser Lücken füllen.

Kaiserschnitt

Meist sind die Schmerzen nach einem Kaiserschnitt stärker als nach einer vaginalen Geburt, und es kann auch einige Wochen länger dauern, bis Sie sich wieder völlig gesund fühlen. Beim Geschlechtsverkehr sollte das Gewicht des Mannes ungefähr drei Monate lang auf keinen Fall auf der Narbe lasten. Suchen Sie einen Arzt auf, wenn Sie nach dieser Zeit noch immer Schmerzen haben (allgemeiner Art, beim Geschlechtsverkehr oder Orgasmus). Er kann feststellen, ob Sie eventuell an einer latenten Infektion leiden, die dieses Problem verursacht.
Auch wenn manche der folgenden Informationen über eine Kaiserschnittgeburt nicht auf Sie zutreffen werden, wird dennoch der Großteil von Interesse für Sie sein.

Trockenheit

Einer der einfachsten und häufigsten Gründe für Unbehagen oder Schmerzen beim Geschlechtsverkehr nach einer Geburt ist die vaginale Trockenheit. Sie kann darauf zurückzuführen sein, daß die Frau nicht genügend erregt und unzureichend auf ein Eindringen des Penis vorbereitet ist, was durch Angst, Ablenkung (wird das Baby aufwachen?), Müdigkeit oder Furcht vor einer weiteren Schwangerschaft ausgelöst beziehungsweise verschlimmert werden kann. Als weitere Ursache kommen hormonelle Veränderungen in Frage, die sich auf die natürliche Sekretion auswirken können. Dies kommt insbesondere bei stillenden Frauen häufig vor.
Die Reaktion auf eine zu geringe Erregung sollte ein längeres und besseres Vorspiel sein. Sie müssen darüber sprechen, da sowohl die emotionalen als auch die körperlichen Bedürfnisse nach der Geburt eines Kindes sehr verändert sein können. Auch ein wenig Entspannung – vielleicht ein Glas Wein – kann helfen (weitere Informationen über mögliche psychische Faktoren siehe im nächsten Kapitel).

Trockenheit aufgrund der hormonellen Umstellung (hoher Prolaktinspiegel, niedriger Östrogenspiegel) läßt sich durch die Verwendung eines Gleitmittels wie Gleitgelen leicht beheben. Man kann das Mittel in der Apotheke kaufen und damit die selbstproduzierte Gleitflüssigkeit unterstützen, bis die Körperfunktionen nach der Geburt wieder normal sind oder Sie abgestillt haben. Kaufen Sie nur wasserlösliche Gleitmittel, Produkte auf Fettbasis (wie Vaseline) können die Vagina reizen und Kondome, Diaphragma und Portiokappe beschädigen.

Ich bekam nach der ersten Geburt acht Nähte, hatte aber trotzdem beim Geschlechtsverkehr überhaupt keine Schmerzen. Wir verwendeten jede Menge Gleitmittel und gingen langsam ans Werk. Mein Mann und ich begannen schon nach einer Woche mit gemeinsamen Bädern, sanften Berührungen und Petting, und nach etwa drei Wochen hatten wir richtigen Sex, der überhaupt nicht weh tat. Mein Mann war sehr verständnisvoll und sanft zu mir und überließ es mir, die Bewegungen zu bestimmen, sobald ich dazu bereit war. Wir sprachen häufig über unsere Gefühle und gaben hin und wieder auch der Müdigkeit nach. (Rashpal, Söhne 3 J. und 1 J.)
Meine Frau war bis sechs Wochen nach der Geburt ziemlich feucht, dann allerdings trocken, bis sie abstillte. Wir verwendeten kein Gleitmittel. Sie hatte großteils überhaupt keine Lust auf Sex, und wir gingen davon aus, daß sie wohl nicht zu Sex bereit wäre, wenn der Körper so reagierte. Ich mag Gleitmittel nicht. Man weiß nie, woran man ist, und man kann kaum fühlen, wie es dem Partner geht. (Lawrence, Sohn 10 Mon.)

Natürlich sollte man kein Gleitmittel verwenden, um etwas zu ermöglichen, was nicht beide Partner wollen, oder um rascher eindringen zu können. Bei vernünftigem Gebrauch kann es jedoch sehr nützlich sein, um nach der Geburt das Selbstvertrauen wiederherzustellen und ein erfülltes Sexualleben zu ermöglichen, wenn man dazu bereit ist. Manchmal kann die vaginale Trockenheit sehr stark sein und große Schmerzen auslösen. Der Grund kann in einem besonders niedrigen Östrogenspiegel liegen.

Nach der Geburt meines ersten Sohnes war ich so wund, daß meine Vagina wie rohes Fleisch aussah. Ich brauchte ein halbes Jahr und drei Ärzte, bis schließlich ein Östrogenmangel festgestellt wurde. Eines Tages kam mein Mann nach Hause und fand mich beinahe rasend vor, und da beschlossen wir, etwas zu unternehmen. Wir hatten geglaubt, es sei eine Infektion. Nach der zweiten Geburt wußten wir schon, was es war. Ich nahm sofort Östrogentabletten, die das Problem im Handumdrehen beseitigten.
(Jenny, Söhne 3 J. und 1 J.)

Extreme Trockenheit durch Östrogenmangel kann mit Östrogensalbe oder -tabletten behandelt werden. Der Vorteil der Salbe liegt in der lokalen Behandlung, durch die die Muttermilch nicht beeinträchtigt wird. Oral verabreichtes Östrogen wird zwar beim Stillen auf das Baby übertragen, alle bisherigen Studien darüber weisen jedoch auf die völlige Unschädlichkeit dieser geringen Mengen hin. Probleme mit der Trockenheit werden von vielen Ärzten nicht verstanden. Wechseln Sie deshalb den Arzt, oder fragen Sie die Familienplanungsstelle um Hilfe, wenn Ihnen Ihr praktischer Arzt nicht helfen kann.

Angst

Schmerzen während des Geschlechtsverkehrs werden häufig auf Angst zurückgeführt. Das kann eine Frau zur Verzweiflung bringen, wenn sie selbst von einer anderen Ursache überzeugt ist. Oft entsteht aber die Angst auch als Folge der Schmerzen. Manchmal sind es tatsächlich Ängste oder Spannungen, die den Geschlechtsverkehr schmerzhaft machen – man kann sich eingeengt fühlen, oder es treten Schmerzen auf, die Sie nicht lokalisieren können. Hier hilft bisweilen ein wenig Alkohol (wobei trotzdem die Männer angesichts der Schmerzen ihrer Frauen nicht unsensibel werden dürfen). Experimentieren Sie mit verschiedenen Entspannungsmethoden.

Beim Geschlechtsverkehr bekam ich ziemliche Schmerzen, ja eigentlich rasende Schmerzen, und das zumindest drei, vier Monate nach der Geburt. Ich muß das meinen Eltern gegenüber irgendwie erwähnt haben, denn die drängten mich, ärztliche Hilfe zu suchen. Als ich deshalb aus einem anderen Grund den Arzt aufsuchte, das Baby war damals etwa vier Monate alt, fragte ich danach. Der Arzt riet mir, möglichst beim Geschlechtsverkehr Speichel zu produzieren. Ich glaube, dazu muß man ziemlich entspannt sein. Und es funktionierte! (Marion, Tochter 3 J., Sohn 1 J.)

Wenn Ihre Entspannungstechnik – egal, welche – funktioniert, werden Sie wahrscheinlich feststellen, daß Sie schon nach einigen wenigen schmerzfreien Versuchen darauf verzichten können. Verzagen Sie bitte nicht, wenn es nicht funktioniert! Lesen Sie weiter ...

Schmerzen beim Geschlechtsverkehr (medizinische Bezeichnung Dyspareunie) können »oberflächlich« – also äußerlich, rund um den Damm und die vaginale Öffnung – oder »tief« – also ganz innen in der Vagina – auftreten. In diesem Zusammenhang bedeutet oberflächlich nicht geringfügig oder unwichtig. Auch oberflächliche Schmerzen können zermürbend sein, und es handelt sich dabei um die häufigere Schmerzform beim Geschlechtsverkehr nach einer Geburt.

Oberflächliche Dyspareunie ist in den meisten Fällen auf einen Dammschnitt oder ein Einreißen des Damms zurückzuführen. Wenn dies bei Ihnen nicht zutrifft, kann sie von Schürf- und Kratzwunden oder sehr feinen Einrissen der Schamlippen kommen, die nicht vernäht wurden und die man Ihnen gegenüber vielleicht gar nicht erwähnt hat. Die Ursachen für eine tiefliegende Dyspareunie ohne weitere Symptome sind weniger leicht festzustellen, obwohl die Schmerzen ebenso stark sein können.

Schmerzen während des Geschlechtsverkehrs verschwinden häufig im Laufe der Zeit. Zu welchem Zeitpunkt Sie sich zur weiteren Abklärung entschließen, hängt von Ihnen selbst und Ihrem Partner ab und davon, was Sie als mögliche Ursache annehmen. Die allgemeine Empfehlung lautet, nach etwa drei Monaten ärztliche Hilfe in Anspruch zu nehmen, falls sich ein schmerzhafter Geschlechtsverkehr innerhalb dieser Zeit nicht von selbst bessert. Zwischen dem dritten und dem sechsten Monat nach der Geburt ist es spätestens an der Zeit, sich über mögliche Probleme Gedanken zu machen, auch wenn Sie doch noch ein wenig abwarten möchten, bevor Sie Außenstehende einschalten.

Infektionen sollte man möglichst frühzeitig behandeln. Suchen Sie einen Arzt auf, wenn Ihre Narbe stark gerötet ist, Eiter absondert, übelriechender Ausfluß oder Fieber auftreten oder der Verdacht auf eine Infektion besteht. Verhärtete, starre Narben, die sich nicht richtig dehnen, können ebenfalls rasche Behandlung erfordern. Sie verschlimmern sich zwar nicht, aber eine entsprechende Krankengymnastik ist im ersten halben Jahr nach der Geburt erfolgreicher als danach (siehe Physiotherapie, weiter hinten im Buch).

Achten Sie darauf, wie sich die Schmerzen im Laufe der Zeit verändern. Bei allmählich nachlassenden Schmerzen ist zu erwarten, daß sie nach einiger Zeit ganz verschwinden werden. Wenn der Schmerz nach sechs Monaten ebenso intensiv ist wie nach sechs Wochen, sollten Sie in jedem Fall ärztliche Hilfe in Anspruch nehmen.

Während manche Frauen so rasch wie möglich den Arzt aufsuchen, reagieren andere hingegen eher zögernd. Frauen, die während der Schwangerschaft und Geburt ein starkes Gefühl eines Eindringens in ihren Körper hatten, können eine Abneigung gegen gynäkologische Untersuchungen und sonstige unangenehme Behandlungsmethoden haben.

Man ist doch schon so oft auf dem Gynäkologenstuhl gelegen, flach auf dem Rücken, die Beine in die Luft gestreckt. Also ist ein erneuter Arztbesuch wohl das letzte, was man nun ins Auge fassen würde – es sei denn, man wird von peinigenden Schmerzen heimgesucht – sich wieder auszuziehen, die Beine in die Luft zu strecken und noch einmal diese leidige Untersuchung über sich ergehen zu lassen ... Sogar wenn ich wüßte, daß etwas nicht stimmt, würde ich einen Arztbesuch möglichst lange aufschieben, einfach weil ich nicht schon wieder untersucht werden möchte. (Ann, Tochter 7 Mon.)

Als Partner Ihrer Frau sind Sie sicherlich daran interessiert, das Problem zu beseitigen – und vielleicht haben Sie recht –, aber seien Sie verständnisvoll angesichts der Ängste Ihrer Frau. Eine Mutter sagte mir einmal: »Um den Schaden in deinem Kopf kümmert sich kein Mensch.« Sprechen Sie über allfällige Probleme. Nehmen Sie einen Spiegel zur Hand, und tasten Sie den Bereich sorgfältig ab, um eventuell selbst festzustellen, wo das Problem liegt. Jedes Problem und auch jedes Paar unterscheiden sich voneinander. Jede Konstellation von Umständen erfordert ganz spezifische Entscheidungen, was wann zu unternehmen ist.

Als meine Tochter wenige Monate alt war, ging ich ihretwegen zum Arzt. Dabei kam zur Sprache, daß mein Dammschnitt nach wie vor schmerzte und ein Geschlechtsverkehr beinahe unmöglich war. Der Arzt interessierte sich offensichtlich für dieses Problem. Ich glaube, in erster Linie dachte er dabei an meinen Partner. Ich selbst hatte wirklich andere Sorgen, und eigentlich wollte ich nur das Problem besprechen, dessentwegen ich zum Arzt gegangen war. Sexuelle Probleme standen damals nicht auf meiner Liste. Mein Dammschnitt schmerzte schließlich noch über ein Jahr, wenn wir einander liebten, aber schließlich erledigte sich das Problem von selbst.
(Tanya, Tochter 3 J., Sohn 4 Mon.)
Nach der Geburt der Zwillinge tat mir alles sehr weh. Die Ärztin war zwar sehr kooperativ, konnte aber nichts feststellen. Sie sagte, daß die Nähte eigentlich ganz in Ordnung seien. Ich glaube, das Problem war seelischer Natur. Ich konnte einfach nicht glauben, daß es mir jemals wieder gutgehen würde, und wenn man so verspannt ist, wird einfach alles schmerzhaft.
Nach meinem dritten Kind hatte ich keine solchen Schmerzen, aber mein Genitalbereich fühlte sich seltsam an und sah seltsam aus. Ich ging zum praktischen Arzt, der sehr nett war und meinte, meine Nähte sähen schlecht aus und sollten noch einmal neu gemacht werden. Der Arzt, der mich genäht hatte, war ziemlich ungehalten und meinte: »Was erwarten Sie eigentlich nach

drei Kindern, warten Sie einfach noch ein wenig ab.« Da er so abweisend war, hatten wir kein Vertrauen zu ihm, und ich ging zu einem anderen Facharzt. Eigentlich sagte der mir genau dasselbe, aber er sagte es sehr freundlich. Er bat uns, ein wenig Geduld zu haben, und meinte, daß in etwa neun Monaten die Sache in Ordnung sein würde – und er hatte recht.
(Lucy, Zwillinge, 6 J., Tochter 1 J.)
Als mein Sohn geboren wurde, nähte mich eine junge Assistenzärztin. Sie sagte immer wieder: »Ach, ich weiß nicht, wohin dieses Hautstück gehört.« Wir mußten sechs Monate lang auf Sex verzichten. Schon beim Sitzen schmerzte es. Ich hatte einfach zuviel Angst, mir mit Sex weitere Schmerzen zuzufügen. Ich konsultierte einen Spezialisten, der jedoch meinte, alles sei in Ordnung. Wenn wir einander liebten, hatte ich sehr unangenehme Gefühle. Irgendwie war da ein Klumpen. Ein Punkt schmerzte bei jeder Berührung, es war eine Art Wulst. Ich glaube, die Ärztin hatte die Naht zu fest angezogen. Schließlich bot mir ein Spezialist an, alles noch einmal neu zu vernähen, aber das konnte ich mir nicht vorstellen. Irgendwie schafften wir es, indem wir bei den Stellungen sehr aufpaßten. Sobald wir bei der Sache waren, fühlten wir uns nicht mehr besonders behindert. John beklagte sich mitunter ein wenig scherzhaft – das glaube ich jedenfalls –, aber im allgemeinen war er sehr verständnisvoll.
Das unangenehme Gefühl dauerte noch zweieinhalb Jahre lang, bis mein zweites Kind geboren wurde. Ich hatte eine Hausgeburt und bestand darauf, daß mich der Arzt meines Vertrauens sorgfältig nähte. Heute ist alles in Ordnung. (Maura, Sohn 2 J., Tochter 3 Mon.)
Es tat scheußlich weh, wenn wir miteinander schliefen, nachdem mein Sohn geboren wurde. Ich ging auch zu mehreren Ärzten. Man sagte mir, daß ein Stückchen Haut zu sehr gespannt sei. Ich konnte Sex nur in einigen wenigen Stellungen genießen; war ich oben, litt ich Höllenqualen, aneinandergekauert war es in Ordnung. Jeder Geschlechtsverkehr tat weh, bis ich meine Nähte nach zwei Jahren noch einmal erneuern ließ. Ich weiß gar nicht, warum ich mich nicht schon früher dazu aufgerafft hatte. Ich glaube, irgendwie hoffte ich immer noch, die Sache würde sich von selbst geben. (Suzie, Sohn 8 J.)
Ich spürte beim Sex nach sechs Wochen immer noch Schmerzen in meiner Dammnarbe, die auch nicht aufhörten. Nach sechs Monaten ließ ich mich schließlich untersuchen, und der Arzt meinte, ich hätte ein Ödem (eine Schwellung) rund um die Narbe, das schließlich nach elf bis zwölf Monaten zurückgehen würde. Glücklicherweise hatte er recht. (Lucia, Kinder 3 J. und 1 J.)

Manche Ärzte sind hervorragend, immer auf dem neuesten Stand und verständnisvoll, andere sind es hingegen nicht. Viele verstehen beispielsweise kaum, welche Abneigung eine Frau gegen gynäkologische Untersuchungen haben kann oder wie verwundbar sie sich in der ersten Zeit ihrer Mutterschaft fühlt.
Die Geburtsforscherin Jennifer Sleep hierzu: »Praktische Ärzte können im Fall von Schmerzen beim Geschlechtsverkehr ziemlich locker sein: ›Eine Flasche Wein, eine Tube Gleitmittel, legen Sie sich zurück, und denken Sie an England!‹ Derartige Entgleisungen sind mir nicht nur einmal zu Ohren gekommen.« Zwar könnte eine Flasche Wein oder eine Tube Gleitmittel manchen Leuten durchaus helfen, aber wenig hilfreich ist ein derart unsensibler Arzt. Dabei beschränkt sich dieses mangelnde Einfühlungsvermögen nicht nur auf praktische Ärzte.

Nach etwa einem halben Jahr versuchten wir, miteinander zu schlafen. Ein Eindringen war körperlich unmöglich. Ich war schlecht genäht worden. Ich suchte den Gynäkologen auf, der mir ein Set Glasdilatatoren überreichte und dazu sagte: »Hätten Sie einen Mann geheiratet, der sich seinen Weg zu bahnen versteht, wäre alles längst in Ordnung.« Damals meinte ich, alles sei bloß meine Schuld ... Ich verwendete die Dilatatoren heimlich (weil man Mann mir zu verstehen gab, all das sei eigentlich mein Problem) und plagte mich zwei Monate lang zweimal täglich. Man hatte mir gesagt, ich solle Zeit für mich finden, damit ich entspannt mit den Dingern umgehen könne. Damals arbeitete ich halbtags, hatte ein quietschlebendiges Baby, das schon mit achteinhalb Monaten laufen konnte, und man erwartete ernsthaft von mir, ich sollte mich entspannen! (Cassie, Tochter 2 J.)

Sexualtherapeuten verwenden lieber das Wort Trainingsgerät als Dilatator, zudem bevorzugen sie eine angenehmere, wärmere Plastikart und vermeiden Glas nach Möglichkeit. Es hätte schon geholfen, wenn der Arzt Cassie Wege aufgezeigt hätte, wie ihr Mann sie unterstützen könnte – indem er sich zumindest um das Baby kümmerte. Da Gesundheitsspezialisten nur selten an derlei Dinge denken, sollte der männliche Partner zum Arzt mitgehen und sich selbst einige Gedanken darüber machen, wie er die empfohlene Behandlung am besten unterstützen kann.
Sie können auch eine Familienplanungsstelle aufsuchen, wenn Ihr praktischer Arzt wenig zuvorkommend ist. Dort hat man sich auf sexuelle Schwierigkeiten spezialisiert, und vielleicht können Sie Ihr Problem besser besprechen als beim Praktiker, der eher für allgemeine Belange zuständig ist.
Häufig kann der Arzt keine organische Ursache feststellen. Schlagen Sie in

diesem Fall eine Untersuchung im Stehen vor, falls er sie im Liegen durchgeführt hat. Manchmal kann man eine Narbe im Liegen nur schwer fühlen, während sie sich beim Stehen sehr deutlich zeigt. Die Auskunft »alles in Ordnung« kann ebenso problematisch sein wie die Feststellung, daß gesundheitlich etwas nicht stimmt.

Bei der Kontrolluntersuchung nach sechs Wochen wurde ich gefragt, ob ich Probleme beim Geschlechtsverkehr hätte, aber eigentlich weiß ich das zu diesem Zeitpunkt noch nicht. Als wir es schließlich versuchten, war das Eindringen des Penis sehr schmerzhaft. Sobald es geschafft war, wurde es erträglich, aber wir konnten nur wenige Stellungen durchhalten und vor allem: es besserte sich nichts. Ich ging zu meiner praktischen Ärztin, aber sie konnte kein Problem feststellen. Sie sagte mir nur, ich sei im Irrtum, wenn ich erwartete, daß nach einer Geburt alles genauso sein würde wie zuvor, woraus ich schloß, ich müßte mich mit der Situation abfinden ... Glücklicherweise habe ich ja einen sehr verständnisvollen Mann, aber irgendwann sagte ich nichts mehr, weil ich befürchtete, er würde jeden meiner Einwände als Ausrede betrachten. Es war wirklich sehr mühsam. Sobald er vorschlug, wir sollten miteinander schlafen, dachte ich nur »O Gott!«. (Jeanette, Sohn 1 J.)

Wenn man Ihnen sagt, daß eigentlich alles in Ordnung sei, bedeutet das nicht, daß Sie sich grundlos aufregen. Es bedeutet auch nicht, daß Schmerzen beim Geschlechtsverkehr etwas sind, womit man sich abfinden muß. Es bedeutet entweder, daß die Schmerzen eine psychische Ursache habe oder (ebenso wahrscheinlich), daß der untersuchende Arzt die körperliche Ursache nur nicht feststellen konnte. Jeanette fährt mit ihrer Erzählung fort:

Schließlich, mein Sohn war damals schon 13 Monate alt, fand ich eine kleine Hautwulst an der Scheidenöffnung. Ich ging noch einmal zu meiner Hausärztin. Sie sagte: »Gut gemacht«, weil ich sie gefunden hatte, und teilte mir mit, ich müsse damit wieder ins Krankenhaus. Dort wurde ich noch einmal geschnitten und neuerlich genäht. Ich war empört. Aber nach der Operation war glücklicherweise alles in Ordnung. Ich konnte einfach nicht glauben, was ich da 13 Monate lang auf mich genommen hatte. Heute kann ich endlich einfach so daliegen und mich entspannen.

Suchen Sie einen Gynäkologen, eine Familienplanungsstelle oder einen Spezialisten auf, wenn Sie glauben, daß Ihr Arzt eine mögliche körperliche Ursache nicht erkannt hat. Bei oberflächlichen Schmerzen können Sie sich an einen Physiotherapeuten wenden, bei tiefer liegenden Schmerzen sollten Sie eine gynäkologische Klinik aufsuchen.

Wenden Sie sich an einen Sexualtherapeuten, wenn Ihr Problem seelischer Natur sein könnte. Denken Sie beide daran, daß Schmerzen psychosomatischen Ursprungs ebenso real und unangenehm sind wie anderen Schmerzen auch. Nur die Heilmethoden sind verschieden: Sprechen und Verständnis (möglichst unter professioneller Anleitung) anstelle physikalischer Therapie.

Wenn bei einer ärztlichen Untersuchung kein körperliches Problem zutage tritt, wird man Ihnen vielleicht raten, einige Wochen oder Monate zu warten, damit man sehen kann, ob es eine Besserung gibt. Sollten drastischere Schritte empfohlen werden – beispielsweise ein neuerliches Schneiden und Nähen –, haben Sie noch immer die Entscheidungsfreiheit. Möglicherweise wollen Sie es mit Physiotherapie versuchen, bevor Sie sich unter das Messer begeben, oder einen anderen Arzt aufsuchen, falls Sie Zweifel bezüglich der ärztlichen Diagnose hegen.

Wenn Sie bereits für die nähere Zukunft eine weitere Schwangerschaft planen, könnten Sie die Behebung einer schlecht durchgeführten Naht bis nach der nächsten Geburt verschieben, bei der Sie wahrscheinlich ohnehin genäht werden müssen. Natürlich hängt es auch davon ab, wie Sie und Ihr Partner sich in der Zwischenzeit fühlen (siehe im nächsten Kapitel).

Es kann eine Erleichterung sein, wenn man schließlich einen Arzt findet, der die beklagten Probleme anerkennt und versteht. Ebenso kann es ziemlich aufreibend sein, wenn eine Behandlung empfohlen wird. Der Partner – der ja nicht direkt leidet – muß hier sehr viel Verständnis aufbringen. Jeder weitere Eingriff an diesem Körperteil (den die Frau vielleicht gerade wieder als ihren eigenen zu reklamieren beginnt) kann ziemlich zermürbend sein, auch wenn er schmerzlos verläuft. Die Nachricht, daß sie neuerlich geschnitten und genäht werden muß, kann auf Ihre Frau vernichtend wirken. Stellen Sie sich vor, Ihre Genitalien wären geschnitten worden oder eingerissen und genäht worden und schmerzten nun, und plötzlich soll alles von vorn beginnen, wobei man von Ihnen eine bedingungslose Kooperationsbereitschaft erwartet.

Physiotherapie

Physiotherapie ist eine Methode, die sich manchmal bei schmerzhaftem Geschlechtsverkehr nach einer Geburt empfiehlt. Dazu können Ratschläge, Massagen sowie gymnastische und andere Übungen, aber auch eine Ultraschallbehandlung gehören – all das sind schmerzlose Methoden.

Ultraschall

Ultraschall wird mit einigem Erfolg auch bei Wunden an anderen Körperstellen angewandt. Er soll helfen, wenn eine Wunde nicht richtig verheilt oder eine Narbe verhärtet ist und sich nicht mehr ausreichend dehnen läßt. Sollte beispielsweise ein Eindringen des Penis nur mit Schwierigkeiten möglich sein und unangenehme Gefühle aufgrund einer Verengung der Naht hervorrufen, kann die Narbe durch Ultraschall ein wenig gelockert werden, so daß sie sich besser dehnt. Ein verhärteter Narbenbereich, der während des Geschlechtsverkehrs drückt und sticht, kann durch eine Ultraschallbehandlung weicher werden und einen schmerzfreien Geschlechtsverkehr ermöglichen.

Der Physiotherapeut wird Sie vielleicht bitten, kurz nach der Behandlung mit Ihrem Partner zu schlafen, um eine zusätzliche Dehnung herbeizuführen. Gehen Sie dabei sehr behutsam vor, und hören Sie auf, sobald etwas weh tut. Die genauen Auswirkungen des Ultraschalls auf schmerzende Dammnarben sind zwar wissenschaftlich nicht geklärt, bei einigen Frauen scheint diese Behandlungsform aber sehr hilfreich zu sein.

Ich hatte einen Einriß, und die Stelle heilte lange Zeit nicht. Nach etwa drei Monaten ging ich zum Arzt, aber erst nach vier Behandlungen bei einem Physiotherapeuten mit einer gynäkologischen Zusatzausbildung ging es mir etwas besser. Heute geht es mir wieder relativ gut. (Nicola, Sohn 10 Mon.)

Ihr Partner, Lawrence, fügt hinzu: »Wäre ich kein Arzt, hätten wir über die Möglichkeit einer Physiotherapie gar nichts erfahren. Noch nie hat ein praktischer Arzt uns gegenüber diese Möglichkeit erwähnt.«

Nicht alle Ärzte sind über den Einsatz der Physiotherapie im Bereich Gynäkologie informiert. Wenden Sie sich an den Dachverband der Physiotherapeuten, wenn Sie Probleme mit der Überweisung haben. Dort kann man Ihnen sagen, wie Sie den richtigen Ansprechpartner finden, und zwar entweder privat oder auf Krankenschein.

Umgang mit Schmerzen beim Geschlechtsverkehr

Wenn Sie beim Geschlechtsverkehr Schmerzen empfinden, möchten Sie unter Umständen gar nichts unternehmen, bis sich die Sache von selbst bessert. Das ist auch sehr vernünftig, da niemand zu etwas genötigt werden sollte, wenn er beim Sex unangenehme Gefühle hat. Wenn Sie jedoch unbedingt miteinander schlafen möchten, aber gleichzeitig eine kleine schmerzende Stelle haben, können Sie dieses Hindernis – zumindest in gewissem Ausmaß – einfach umgehen, indem Sie verschiedene Stellun-

gen ausprobieren. Wenn die Frau oben ist oder seitlich neben dem Mann liegt, kann dies den Damm entlasten. Bei tiefer liegender Dyspareunie kann ein nur teilweises Eindringen des Penis helfen.
Liegt das Problem beim Eindringen des Penis, kann man auf zahlreiche sexuelle Techniken ausweichen, die ohne Penetration auskommen. Verschiedene Formen gegenseitiger Befriedigung (nicht unbedingt gleichzeitig) und oraler Sex können sehr positive Alternativen darstellen. Gehen Sie in jedem Fall sanft vor, und achten Sie darauf, daß sich Ihre Partnerin bei jedem Schritt wohl fühlt. Seien Sie immer sehr ehrlich, was Schmerzen angeht, und seien Sie bereit, jederzeit aufzuhören. Ziel sollte es sein, eine angenehme, befriedigende Liebestechnik zu finden.

Die Beckenbodenmuskulatur

Die Beckenbodenmuskulatur (die Vagina und Harnröhre stabilisiert) kann nach der Geburt ziemlich schlaff sein (siehe Abbildung S. 28 und Beckenbodenübungen S. 29). Dieser Zustand hat Auswirkungen auf das allgemeine Befinden, auf die Fähigkeit, den Harn zurückzuhalten (bisweilen auch den Stuhl), aber auch auf die Qualität der sexuellen Beziehungen. All diese Funktionen bessern sich mit der Zeit und mit viel Übung.
Ein schwacher Beckenboden bewirkt ein Gefühl der Schwere und leichter Schmerzen rund um den Scheiden- und Dammbereich, wobei sich dieses Gefühl durch die Menstruation oder nach dem Geschlechtsverkehr noch verstärken kann. Von Streßinkontinenz sind bis zu fünfzig Prozent aller Frauen nach einer Geburt betroffen, und viele von ihnen leiden weiterhin beim Husten oder Niesen darunter. In seltenen Fällen kann ein schwacher Beckenboden dazu führen, daß Sie während des Geschlechtsverkehrs (durch Druck auf die Blase) oder bei einem Orgasmus urinieren müssen.
Diese Inkontinenz sollte sich in den meisten Fällen etwa drei bis sechs Monate nach der Geburt legen. Bis dahin können Sie die Beckenbodenmuskeln anziehen und die Beine überkreuzen, wenn Sie husten müssen. Gehen Sie zudem zur Toilette, bevor Sie mit Ihrem Partner schlafen!
Inwieweit ein schwacher Beckenboden den Geschlechtsverkehr beeinträchtigt, hängt davon ab, woran Sie vor der Geburt gewöhnt waren (und wie oft Sie Geschlechtsverkehr haben). Obwohl es möglich ist, auch bei schwachem Beckenboden ein befriedigendes Sexualleben zu haben, werden Sie vielleicht feststellen, daß sich die sexuellen Gefühle – bei beiden Partnern – verstärken, wenn Ihre Muskeln kräftiger sind.
Wie jeder andere Muskel kann auch die Beckenbodenmuskulatur durch Übung gestärkt werden. Forschungsergebnisse zeigen, daß sowohl allge-

meine Übungen (Schwimmen, Tanzen, Yoga, Wochenbettgymnastik, Gehen, Fitneßtraining) als auch spezifische Beckenbodenübungen den Beckenboden stärken. Interessanterweise konnte festgestellt werden, daß sportliche Frauen eine stärkere Beckenbodenmuskulatur aufweisen als Frauen, die *nur* spezielle Übungen absolvieren. Man sollte daher beides tun, um das beste Ergebnis zu erzielen.

Die Beckenbodenübungen im Rahmen der Wochenbettgymnastik entsprechen jenen während der Schwangerschaft (siehe Seite 29). Sie müssen nun aber darauf achten, daß Sie nicht übertreiben. Hören Sie sofort auf, wenn die Muskeln schmerzen oder zu zittern beginnen. Weniger ist oft mehr.

Sie können die Stärke Ihres Beckenbodens auf zahlreiche Arten testen (je nachdem, wie lange die Geburt zurückliegt): Halten Sie den Urinfluß an (jedoch nicht zu häufig); springen Sie auf und ab, und achten Sie darauf, ob Urin austritt; spannen Sie die Muskeln beim Geschlechtsverkehr an – können Sie und/oder Ihr Partner einen Unterschied feststellen?

Suchen Sie einen Physiotherapeuten auf, wenn ernsthafte Schmerzen auftreten oder sämtliche Übungen nichts helfen. Er wird für Sie ein Programm erarbeiten und Ihnen zeigen, wie Sie Ihre Fortschritte überprüfen können. Ein Physiotherapeut kann auch eine Reizstromtherapie oder andere Methoden zur Stimulierung der Muskeln einsetzen. Es fühlt sich ein wenig wie Nadelstiche an, tut aber nicht weh. Niemand weiß, ob diese Methoden besser helfen als gymnastische Übungen, aber bei richtiger Anwendung schaden sie zumindest nicht.

Wenn Sie sich Ihrer Beckenbodenmuskulatur vor Schwangerschaft und Geburt gar nicht bewußt waren, können das neue Bewußtsein und die Stärkung der Muskeln den Geschlechtsverkehr mit Ihrem Partner noch lustvoller machen.

Ich wußte gar nicht, daß ich überhaupt Beckenbodenmuskeln habe, bis ich schwanger wurde und man mir einige Übungen empfahl. Nach der Geburt waren diese Muskeln sehr schwach und schmerzten, und ich mußte zusätzlich üben und zur Physiotherapeutin gehen. Heute sind meine Beckenbodenmuskeln stärker, und ich bin mir ihrer mehr denn je bewußt. Wenn ich sie beim Sex anspanne oder abwechselnd anspanne und loslasse, ist das für mich und – wie ich glaube – auch für meinen Partner sehr lustvoll. Wenigstens in dieser Hinsicht hat die Geburt für unser Sexualleben etwas gebracht.
(Chrissie, Sohn 2 J.)

Hämorrhoiden

Hämorrhoiden treten sehr häufig auf, werden aber als Begleiterscheinung von Schwangerschaft und Geburt nur selten erwähnt. Sie können schon während der Schwangerschaft auftreten und bei der Geburt stärker werden oder erst durch die Geburt hervorgerufen werden. In der Regel bilden sich die Hämorrhoiden nach wenigen Wochen wieder zurück. Dies trifft jedoch nicht immer zu, wenngleich sie sich in den meisten Fällen zumindest bessern.

Es gibt keine gesicherte Methode, Hämorrhoiden völlig zu beseitigen. Manche Leute empfehlen, sich eine Knoblauchzehe in die Afteröffnung zu stecken und immer dann zu wechseln, wenn sie von selbst wieder zum Vorschein kommt. Diese Prozedur soll angeblich das Schrumpfen der unliebsamen Knoten verursachen. Man kann Hämorrhoiden auch mit Cremes oder Salben unter Kontrolle halten und sie wieder zurückschieben. Am wichtigsten ist es jedoch, jegliche Verstopfung zu vermeiden.

Hämorrhoiden können operativ entfernt werden, dies sollte aber nur schlimmsten Fällen vorbehalten sein. Solange man noch Kinder bekommen möchte, läßt man sie am besten an Ort und Stelle. Eine erfahrene Physiotherapeutin ging sogar so weit zu sagen, daß eine solche Operation mehr schaden als nützen könne.

Orgasmus

Während manche Frauen nach einer Geburt leichter zum Orgasmus kommen, wird es für andere schwieriger. Wenn kein offensichtlicher Grund bekannt ist (wie beispielsweise ein Wundgefühl), sind Orgasmusschwierigkeiten zumeist auf Müdigkeit und Ablenkung zurückzuführen und sollten wieder verschwinden.

Einige wenige Frauen klagen jedoch über bleibende Orgasmusprobleme. Da es hierüber noch keinerlei wissenschaftliche Studien gibt, kann man über die Ursachen lediglich Vermutungen anstellen. Vielleicht ist es die große Verantwortung der Elternschaft, die eine vollständige Entspannung vereitelt und verhindert, daß die Frau sich völlig der Liebe hingeben kann.

Fran Reader, eine Gynäkologin und Sexualtherapeutin, hat eine Theorie über die körperlichen Ursachen bei Orgasmusproblemen entwickelt. Sie trifft auf Frauen zu, die vor der Geburt allein durch das Eindringen des Penis zum Orgasmus kamen, ihn nun aber auf diese Weise nicht mehr erreichen können. Nur wenige Frauen sind hierzu überhaupt imstande, da dies nur möglich ist, wenn der Penis sehr fest umschlossen wird, was zu

einem indirekten Kontakt mit den inneren Schamlippen und gleichzeitig zu einer Stimulation der Klitoris führt. Wenn nach der Geburt die Form der Vaginalöffnung und auch die Schamlippen verändert sind, kann dieser Mechanismus nicht mehr funktionieren.
Kurzfristig kann eine Änderung der Stellungen helfen, eine bessere Stimulierung der Klitoris zu erreichen. Die Klitoris kann entweder direkt stimuliert werden, die Frau kann sich aber auch nach vorn lehnen, damit die Bewegungen beim Geschlechtsverkehr direkt auf die Klitoris übertragen werden. Längerfristig kann die Stärkung der Beckenbodenmuskulatur dazu führen, daß die ursprüngliche Vaginalform und die enge Verschlußkraft wieder erreicht werden (oder dies gelingt Ihnen sogar erstmals).

Seelische Probleme

Jedes körperliche Problem kann durch seelische Probleme verschärft oder bisweilen sogar hervorgerufen werden – und umgekehrt. Körper und Geist sind sehr eng miteinander verbunden, vor allem bei der Sexualität. Unter »psychologischen Problemen« verstehe ich nicht unbedingt etwas Dramatisches, sondern nur Gefühle, Gedanken, Sorgen, die Ihr Leben und Ihre Beziehungen beeinflussen oder beeinträchtigen können.
Die Zeit nach der Geburt eines Kindes ist eine sehr intensive Zeit. Es gibt nur wenige emotional derart bewegende Erfahrungen wie die Geburt eines eigenen Kindes, und nur wenige Dinge verändern das Leben und die Prioritäten im Leben so rasch und umfassend. Nun müssen gewisse Dinge neu überdacht werden – und auch die Beziehung zum Partner ist in irgendeiner Weise neu zu gestalten. Manche Paare finden sich mit ihrer neuen Rolle als Eltern sehr leicht zurecht. Andere tun sich dagen schwerer. Dies hat nicht unbedingt etwas damit zu tun, ob es sich um ein Wunschkind handelt oder nicht, sondern hängt davon ab, wie sehr sich Ihr Lebensstil und Ihre Beziehung verändern müssen.
Es ist durchaus nicht ungewöhnlich, daß sich das Leben durch die Geburt eines Kindes von Grund auf ändert und es Monate oder sogar Jahre dauern kann, bis sich die Beziehung zwischen den Partnern wieder stabilisiert. Davor aber kann es zu Vorwürfen, Mißverständnissen und regelmäßigen Streitereien kommen. Die Frau kann ihrem Partner Vorwürfe machen, weil er nicht täglich um drei Uhr morgens aufstehen muß, um das Baby zu füttern, weil er keine Unterleibsschmerzen und zumindest in den ersten Monaten das Glück hat, täglich an seinen Arbeitsplatz flüchten und seinen eigenen Dingen nachgehen zu können. Dieser Partner aber

kann sich abgeschoben und ignoriert fühlen, er versteht womöglich überhaupt nicht, warum seine Frau schon wütend ist, wenn er nur zehn Minuten zu spät von der Arbeit nach Hause kommt. Sexualität kann unter diesen Umständen überhaupt kein Thema mehr sein oder zu ständigen Spannungen zwischen den Partnern führen. Aber fassen Sie sich ein Herz! Dieselbe Situation müssen Hunderte, ja Tausende andere junge Familien bewältigen, und sie wird schließlich nicht ewig dauern.
Wenn Sie einmal beobachten, wie oft ein solches Szenario vorkommt, so läßt es sich eigentlich nur als »normal« beschreiben, obwohl man es natürlich nicht zu lange hinnehmen sollte. Wenn Sie dies schon jetzt erkennen, werden Sie bald zu einer freundschaftlichen Einigung finden. Sprechen Sie über Ihre Gefühle, und zwar möglichst ohne Schuldzuweisungen. Das mag nicht einfach erscheinen – vor allem wenn die direkte Kommunikation bisher keine Stärke Ihrer Beziehung war. Und doch ist das die einzige Möglichkeit, um Probleme relativ rasch und angenehm aus dem Weg räumen zu können. Dinge zu lange anstehen zu lassen kann schließlich eine unsichtbare Mauer zwischen Ihnen errichten, und das macht weitere Gespräche noch schwieriger.
Seien Sie immer bereit, Veränderungen vorzunehmen – nötigenfalls müssen Sie auch Entscheidungen revidieren, die Sie getroffen haben, noch bevor das Baby geboren wurde. Dies ist eine Zeit der Veränderung, der Anpassung und Reaktion auf ein wichtiges Ereignis und auf Dinge, die die Zukunft mit sich bringt. Nichts läßt sich über Nacht beilegen (wenn auch ein Anfang rasch gemacht ist), aber es wird viel rascher bereinigt, wenn die Partner offen miteinander sprechen können.
Im weiteren Verlauf dieses Kapitels werden die Ursachen »ehelicher« und sexueller Unzufriedenheit nach der Geburt erörtert. In fast allen Fällen – vom Geburtstrauma bis zu den veränderten Rollen im Haushalt – beginnt die richtige Reaktion mit Erkennen, Zugeben und dem Versuch, das Problem aus der Sicht des anderen zu sehen. Männer und Frauen sind verschieden, und die Elternschaft vertieft die Unterschiede oft zusätzlich, was die Stärken und Schwächen Ihrer Beziehung noch unterstreicht.
Während manche Paare einen ganz selbstverständlichen Zugang zur Kommunikation finden, ist es für andere ein schwerer Kampf. Vor allem manche Männer haben vielleicht noch niemals über ihre Gefühle gesprochen. Sie müssen sich besonders anstrengen, und ihre Partnerinnen müssen sich in Geduld üben. Wenn Sie Ihre Beziehung verbessern wollen, ist es jetzt an der Zeit, mit dem Sprechen und Zuhören zu beginnen.

Der emotionale Zustand, in dem Sie Ihr Leben als Eltern beginnen, hängt zum Teil vom Geburtsverlauf ab. Ebenso verhält es sich mit den Anfängen Ihres wiederaufgenommenen Sexuallebens. Die Geburt ist ein sexuelles Ereignis, obwohl sie sich nicht einmal im entferntesten so anfühlt (ich habe jedenfalls noch nie jemanden getroffen, der sexuelle Gefühle entwickelt hätte). Im besten Fall ist eine Geburt eine intensive und intime Erfahrung zwischen Ihnen und Ihrem Partner, und sie ist unzweifelhaft der biologische Höhepunkt Ihrer sexuellen Beziehung.
Es überrascht daher nicht, daß der Ablauf der Geburt, und zwar emotional wie auch körperlich, Auswirkungen auf Ihre Sexualität haben kann. Diese Auswirkungen können positiv oder negativ sein, obwohl sich die positiven Auswirkungen anfangs nur auf die Beziehung an sich und erst später auf das Sexualleben erstrecken.
Es wurden bereits einige Reaktionen auf die Geburt im Kapitel über die Rolle der Väter bei der Geburt (siehe S. 45) und im Kapitel über die erste Zeit nach der Geburt (siehe S. 52) erörtert. Es ist durchaus nicht unüblich, daß man nach einer Entbindung einige Tage oder Wochen lang ein wenig entsetzt ist und aus dem Gleichgewicht gerät (vor allem die Frau). Wenn man jedoch darüber sprechen kann, verschwinden der Schock und die unangenehme Erinnerung, und alles ist wieder gut.

Ich war von meiner ersten Geburt absolut traumatisiert. Es war eine Hausgeburt, wie ich sie mir gewünscht hatte, mein Partner war einfach wunderbar, die Hebamme war wirklich gut, aber die Schmerzen waren überwältigend. Ich haßte dieses Einreißen und Nähen, und irgendwie blieb dieser Schockzustand bestehen. Ich konnte mir gar nicht vorstellen, wie meine Mutter das fünfmal geschafft hatte. Heute habe ich vier Kinder. Mein ältestes ist fünf.
(Susan, Kinder 5 J., 4 J., 2 J. und 8 Mon.)

Susan erholte sich rasch und war nie wieder schockiert. Ihr Ehemann David hat alle vier Geburten als sehr bewegendes Erlebnis empfunden. Für ihn füllten sie mehr oder weniger die emotionale Lücke durch den Mangel an Sexualität, der durch sechs Jahre Schwangerschaft, Stillen und neuerliche Schwangerschaft entstanden war.

Wir haben viel Glück gehabt, und eigentlich waren alle vier Geburten sehr positive Erfahrungen. Im eigenen Bett mit diesem winzigen Neugeborenen sein zu können ist eine noch intensivere und intimere Erfahrung, als es Sex jemals sein kann. Dagegen erscheint Sex als emotionales Ereignis beinahe wie eine Enttäuschung.

Aber eine Geburt muß nicht immer schnell oder leicht verlaufen, um eine gute Erfahrung darstellen zu können. Manche Paare durchleben gemeinsam lange Wehen und eine Notentbindung durch Kaiserschnitt und entwickeln trotzdem eine positive Einstellung gegenüber diesem Ereignis.

Es lief alles ziemlich dramatisch ab. Auf einmal sagten sie, das Baby stecke im Geburtskanal fest und sie müßten sich sehr beeilen. Sie haben uns alles erklärt, und wir haben eigentlich nie bezweifelt, daß alles richtig war.
(Harriet, Sohn 1 J.)

Harriet erholte sich rascher als viele andere Frauen nach einer »natürlichen« Geburt. Eigentlich kommt es weniger darauf an, was tatsächlich geschieht, als darauf, welche Gefühle man entwickelt: die eigenen Erwartungen und die Art, wie man behandelt wird. Jedes Gefühl eines Versagens oder einer schlechten Behandlung vertieft das Trauma.

Nach all diesen Vorbereitungen im Geburtskurs und dergleichen kam es dann doch zu einem Kaiserschnitt. Ich glaube, das wurde nur gemacht, weil die zuwenig Personal hatten. Ich glaube, daß er überhaupt nicht nötig war. Die ganze Abteilung – lauter Kaiserschnitte.
Ich war schon 17 Tage lang überfällig, und die Geburt wurde eingeleitet. Dann wurde es ihnen zuviel Arbeit, und sie setzten den Tropf wieder ab. Als ich zum Kreißsaal kam, funktionierte das CTG nicht. Im Kreißsaal selbst wechselte die gesamte Belegschaft dreimal, und alle äußerten ganz verschiedene Meinungen, was nun eigentlich mit mir los sei.
Irgendwann sprach ein Arzt mit meinem Mann, und gleich darauf stieß er mir eine Nadel in den Arm. Er informierte mich nicht einmal. Ich hatte ihn vorher noch nie gesehen. Eigentlich war es ein Überfall.
Alle Ärzte nahmen gynäkologische Untersuchungen vor. So viele Männer, und alle fünf Minuten fuhren sie mir da hinauf. Ich hätte so gern jemanden zu Hilfe gerufen, um sie mir vom Leib zu halten. Sie entnahmen ständig Blut aus dem Kopf des Babys, immer waren die Resultate unbrauchbar, und dann mußten sie es noch einmal machen. Wieder eine gynäkologische Untersuchung, noch einmal eine Blutprobe vom Baby. Schließlich bekam das Baby Probleme, aber das überraschte mich nicht.
Ich fühlte mich richtig vergewaltigt. Heute habe ich noch das Gefühl, mein Körper gehöre eigentlich nicht mir. Diese ganzen gynäkologischen Untersuchungen haben mein Gefühl für Sexualität völlig verändert – und dabei hatte ich nicht einmal eine natürliche Geburt. (Janine, Tochter 4 Mon.)

Janine beschreibt sich als »vergewaltigt« und als Opfer eines »Überfalls«. Andere Frauen verwenden andere Begriffe, die ebenfalls von Gewalt und

Respektlosigkeit ihnen gegenüber zeugen. Eine Studie einer praktischen Ärztin stellte fest, daß einige Frauen nach gynäkologischen Untersuchungen oder Zangengeburten alle Symptome eines posttraumatischen Streßsyndroms hatten.
Geburten, bei denen technische Eingriffe erforderlich sind, können diese Reaktionen leichter auslösen, aber auch eine medizinisch normale Geburt kann zur Traumatisierung des Paares führen, wenn sie schlecht durchgeführt wird. Marys Sohn wurde schließlich zwar »natürlich« geboren, aber das Krankenhauspersonal mißachtete sie, schickte sie nach Hause, ohne sie zu untersuchen (als der Muttermund bereits mehrere Zentimeter weit geöffnet war und sie unter starken Schmerzen litt), man versuchte, sie durch Einschüchterung zu unnötigen technischen Eingriffen zu überreden, und führte diverse Eingriffe durch, ohne diese im voraus anzukündigen. Mary fühlte sich schließlich umhergestoßen und mißbraucht. Auch ihr Partner hatte darunter zu leiden, denn er hatte das unangenehme Gefühl, nicht verhindern zu können, was mit ihr geschah.

Ich hatte mindestens drei Monate nach der Geburt keinerlei sexuelles Verlangen. Ich mußte das alles erst geistig verarbeiten – die Schmerzen und die Geburt. Das hatte so seine Auswirkungen auf mich. Man hat sich nicht unter Kontrolle. Man weiß gar nicht, was vorgeht. Vielleicht hätte ich mich besser vorbereiten sollen. Das habe ich drei Monate lang intensiv gedacht. Dann war unser Sohn eine ganz eigenständige Person – die Geburt rückte in weite Ferne – und schließlich ließ es nach.

Männer und Frauen können durch das Gefühl der Ohnmacht und des Versagens beeinträchtigt sein, vor allem, wenn die Geburt in einem großen Krankenhaus stattfindet. Männer werden häufig dazu erzogen, das »schwache Geschlecht« zu beschützen, und wenn sie schließlich einsehen müssen, daß sie das nicht schaffen, empfinden sie es wie einen Anschlag auf ihre Männlichkeit.
Ebenso kann sich eine Frau als Versagerin fühlen, weil sie keine »natürliche« Geburt zustande bringt, weil sie eine Epiduralanästhesie zuläßt oder schließlich einen Kaiserschnitt benötigt. Man muß wohl nicht ausdrücklich betonen, daß man dadurch nicht weniger weiblich oder männlich ist. Schließlich kann man die Natur oder die Krankenhausroutine nicht kontrollieren. Es ist eine großartige Sache, ein Kind gebären oder bei einer Geburt dabeisein zu können, egal, wie die Geburt verläuft. Vielleicht haben Sie sogar *mehr* geschafft als andere, die eine »natürliche« Geburt hatten. Aber diese Gefühle sind da und können Ihre Einstellung zur Sexualität und zueinander beeinflussen. Sie müssen Ihre Gefühle akzeptieren und verstehen, bevor Sie sie schließlich verarbeiten können.

Das trifft auf alle emotionalen Traumen im Zusammenhang mit einer Geburt zu. Je mehr man darüber sprechen kann – und je besser einem die Mitmenschen zuhören –, desto leichter kann man die Erfahrung seelisch verarbeiten. Sprechen Sie miteinander, mit Freunden, die ebenfalls Kinder haben, oder mit diversen Gleichgesinnten. Suchen Sie professionellen Rat, falls das nicht ausreichen sollte, und befragen Sie einen Sexualtherapeuten, wenn sich das Problem direkt auf Ihr Sexualleben auswirkt.

Aufregung oder Depression wegen einer Geburt kann auch als verzögerte Reaktion auftreten. Ann Dally, eine Beraterin und Expertin in Sachen Geburtskrisen, gibt an, daß Frauen häufig erst fünf oder sechs Monate nach der Geburt feststellen, wie traumatisiert sie sich gefühlt haben und nach wie vor fühlen.

Sexualtherapeuten stellen manchmal ein ungelöstes und häufig unbewußtes Geburtstrauma als Ursache fest, wenn sie ein Paar wegen sexueller Angst und Interesselosigkeit oder Schmerzen beim Geschlechtsverkehr (Dyspareunie), für die keine körperliche Ursache festgestellt werden konnten, aufsucht. Während eine Geburt bei manchen Menschen körperliche Narben verursacht, bleiben bei anderen seelische Wunden zurück. Dies tritt besonders häufig auf, wenn das Geburtstrauma Erinnerungen an einen sexuellen Mißbrauch weckt, kann aber auch passieren, ohne daß jemals zuvor ein sexuelles Trauma vorlag.

Denise Knowles, eine Beziehungsexpertin, berichtet, daß in manchen Fällen auch eine unterbewußte Verbindung zwischen Penetration und Schmerzen besteht. Um es vereinfachend auszudrücken: Penetrativer Sex führte zur Schwangerschaft, die wiederum zur Geburt und zu Schmerzen führte. Penetration führt also zu Schmerzen. Diese Vorstellung kann entweder die Frau befallen, die die Schmerzen erlitten hat, oder den Mann, der sie dabei beobachtet und sich dafür (zumindest teilweise) verantwortlich gefühlt hat. Ein derartiger unbewußter Zusammenhang oder die Angst vor einer weiteren Schwangerschaft kann zu psychosomatischen Schmerzen bei der Frau oder beiden Partnern, zu einem Verzicht auf Sexualität und bisweilen sogar zu Impotenz führen.

Sprechen Sie offen darüber, wenn Sie das Gefühl haben, daß diese Probleme auf Sie zutreffen. Sogar Männern wie John (im Kapitel Väter bei der Geburt, S. 46), der sich seiner Frau gegenüber impotent fühlte, nachdem er ihre Genitalien bei der Geburt gesehen hatte, kann geholfen werden. Auch hier liegt die Antwort im Erkennen des Problems. Wenn Ihre Traumen oder Ängste zu ernsten körperlichen Symptomen geführt haben (Schmerzen, Impotenz), benötigen Sie vielleicht viel Zeit und Betreuung oder die Hilfe eines Sexualtherapeuten, um ihr sexuelles Selbstvertrauen wiederherzustellen.

Ein Wort der Ermutigung: Normalerweise ist die erste Geburt die schwierigste. Und die Tatsache, daß Sie eine problematische erste Geburt hatten (ob nun physisch oder psychisch), bedeutet nicht, daß Sie auch beim zweiten Mal Probleme haben werden. Lassen wir Laura mit ihren drei Geburten zu Wort kommen:

Meine erste Geburt war ein unglaublicher Schock. Das war in einem sehr modernen Krankenhaus. Bei meiner Ankunft stach man die Fruchtblase auf, und direkt am Kopf meines Kindes wurde ein Instrument für das CTG befestigt. Nach vier Stunden heftiger und schmerzhafter Wehen schleppte ich mich quer durch den Raum zum Lachgas- und Sauerstoffgerät (ein beinahe unmögliches Unterfangen). Dann verlor ich völlig die Kontrolle, und Lachgas und Sauerstoff machten die Sache nur schlimmer – der Raum drehte sich um mich, und ich fühlte deutlich, daß eine Epiduralanästhesie die einzig mögliche Lösung sein würde. Ich war völlig am Ende. Die Epiduralanästhesie verlangsamte die Wehentätigkeit und führte schließlich zu einer Zangengeburt. In dieser Nacht bekam ich einen Blasenkatheter (ein Röhrchen in die Harnröhre), um urinieren zu können. Ich hatte fürchterliche Hämorrhoiden und zahlreiche Nähte und konnte auch fünf Tage nach der Geburt noch kaum gehen. Wir versuchten es nicht einmal mit Sex, bis unsere Tochter ein halbes Jahr alt war, da mir immer noch alles weh tat. Jedesmal wenn ich die Augen schloß, fand ich mich wieder im Kreißsaal, ich sah die Hebammen und Ärzte um mich herumstehen, genau wie es bei der Zangengeburt gewesen war. Diese Geburt schaffte mich wirklich total. Etwa ein Jahr lang war ich sehr nervös und hatte immer wieder Panikattacken. Damals war ich mir sicher, daß ich eine weitere Geburt niemals überleben würde. Es machte mich sehr traurig, weil ich eigentlich nie ein Einzelkind gewollt hatte.
Als unsere Tochter schließlich zwei Jahre alt war, war ich bereit, eine weitere Schwangerschaft ins Auge zu fassen. Was die Geburt betraf, blieb ich pessimistisch, aber als es dann soweit war, hatte ich eine sehr lange, aber recht angenehme natürliche Geburt. Ich brauchte keine schmerzstillenden Medikamente, und ich ging richtig heiter aus der Sache hervor. Ich fühlte mich, als hätte ich einen wichtigen Gipfel gestürmt – eine herrliche Aussicht. Die Geburt unseres Sohnes löste bei mir sehr positive körperliche Gefühle aus. Auch mein Mann schien angesichts dieser Geburt sehr stolz und beeindruckt zu sein. Ich war mit mir selbst zufrieden und war mir sicher, daß ich in den Augen meines Mannes schön war. Ich begann mich auch wieder sexy zu fühlen, eigentlich schon vom Augenblick der Geburt an.
Unser drittes Kind kam schließlich zu Hause zur Welt. Aber daß wir eine Hausgeburt geplant hatten, war eigentlich bedeutungslos, weil die Geburt so rasch verlief, daß wir es ohnehin nicht bis ins Krankenhaus geschafft hätten. Wir sahen gerade etwas im Fernsehen, es war etwa Viertel nach zehn abends, als ich mich plötzlich unruhig fühlte und das Sitzen unangenehm wur-

de. Ich ging nach oben und legte mich hin und hatte gleich eine »wirklich« heftige Wehe. Es folgten weitere drei, da setzte ich sozusagen schon zur Landung an und rief nach meinem Mann. Das Baby kam etwa 45 Minuten später im Badezimmer zur Welt, entbunden von meinem Mann, weil die Hebamme erst fünf Minuten nach der Geburt eintraf. Ich fühlte mich ruhig, verlor während der ganzen Geburt niemals die Kontrolle, und die Kinder verschliefen das große Ereignis.
Nach einer derart positiven Geburtserfahrung kehrten die sexuellen Gefühle bald zurück, und wir schliefen etwa vier Wochen danach wieder miteinander. Es tat überhaupt nicht weh und war sehr lustvoll.
(Laura, Tochter 8 J., Söhne 5 J. und 18 Mon.)

Aussehen und Körpergefühl

Manche Männer und Frauen stellen fest, daß sich ihre Sicht des weiblichen Körpers durch Schwangerschaft und Geburt verändert. Zusätzlich zu all ihren anderen Problemen fühlte Mary das sehr deutlich:

Die Fortpflanzungsfunktion des Körpers zu sehen unterscheidet sich sehr vom sexuellen Image des Körpers. Ich finde diese Vorstellung ziemlich befremdlich. Ich glaube, unsere Gesellschaft ist vielleicht ein bißchen verdreht.

Die meisten Menschen wachsen gar nicht mit dem Bewußtsein auf, daß ständig Geburten stattfinden. Auch ist das dominierende Körperbild in fast allen Medien sowohl irreführend (sorgfältig ausgewählte Lichtverhältnisse, dicke Schichten von Make-up, Haarspray und Windmaschinen) als auch auf Individuen und Sexualität und kaum auf Familie und Fortpflanzung ausgerichtet. Hierzu noch einmal David:

In primitiven Kulturen ist Sexualität eng mit Mutterschaft und Familie verbunden. Bei uns sind diese Bereiche völlig getrennt. Zuerst kommt der Sex, und erst in zweiter Linie hat man auch Kinder. Als drittes ist dann wieder Sex an der Reihe.

So entsteht folgendes Bild des weiblichen Körpers: Er soll schlank, fest und keinesfalls schwabbelig sein, gefragt sind relativ große Brüste, allerdings auch nicht zu groß, reine Haut und strahlende Augen. Dies alles sind ziemlich unrealistische Merkmale für die Monate – oder sogar Jahre – nach einer Geburt. Der Bauch wird erst allmählich wieder flacher, und die Schwangerschaftsstreifen müssen verblassen (verschwinden werden sie nie wieder). Das während der Schwangerschaft zugelegte Gewicht

bleibt vielleicht teilweise für immer, und auch am Schönheitsschlaf mangelt es.
Sie dürfen von sich selbst beziehungsweise Ihr Partner von Ihnen nicht zuviel erwarten. Der weibliche Körper paßt sich an die neue Situation nach der Schwangerschaft wieder an und wird auch ähnlich aussehen wie zuvor (manchmal sogar »besser«), aber das kann geraume Zeit dauern. Während des Stillens bleiben die Brüste prall, fallen aber ein wenig zusammen, wenn das Baby abgestillt wird. Sie werden nicht wieder genauso, wie sie vor der Schwangerschaft waren – sie können ein wenig größer oder kleiner als zuvor werden. Das Stillen hilft dem Körper, innerlich wieder zum Normalzustand zurückzukehren. Manche Frauen glauben auch, daß es ein wenig Übergewicht abbauen hilft. Andere Frauen wiederum nehmen nicht ab, solange sie stillen. Die Stillzeit ist andererseits auch keineswegs für rigorose Diäten geeignet.
Lassen Sie sich weder von den Medien noch von neuen Freundinnen, die ebenfalls Mütter sind und sich nur anläßlich Ihres Besuches von der besten Seite zeigen, negativ beeinflussen. Die meisten jungen Mütter sehen gar nicht aus wie Mütter aus der Werbung – denn diese sind mit großer Sicherheit überhaupt keine Mütter.
Sie müssen nicht unbedingt wie ein Fotomodell aussehen, um eine gute Liebhaberin zu sein. Jane Hawksley, Beziehungsexpertin und Sexualtherapeutin, rät, beim Sex einfach auf 100-Watt-Birnen zu verzichten, wenn Sie (oder Ihr Partner) sich nicht attraktiv fühlen. Verwenden Sie einen Dimmer oder sanftes Kerzenlicht, und konzentrieren Sie sich auf die weniger optischen Aspekte der Liebe. Frauen machen sich häufig völlig grundlos Sorgen über die Reaktionen Ihrer Männer auf ein wenig überschüssiges Fett oder Falten. Sie werden feststellen, daß Ihr Partner bei weitem nicht so skeptisch ist, wie Sie befürchten.

Meine Frau macht sich Sorgen, ich könnte genug haben von ihr. Ihr Körper ist durch die zwei Kinder verändert. Rein körperlich ist sie nicht mehr so, wie wir einander getroffen haben. Ich hatte gedacht, daß sich meine Sicht ihres Körpers durch die körperlichen Veränderungen während und nach den Geburten verändern würde, aber das war nicht der Fall. Sie macht sich viel mehr Gedanken als ich. Frauen denken, Männer hätten bald genug und würden sich nach einem jungen, zwanzigjährigen Körper umsehen. Aber mir liegt das nicht. Ich finde meine Frau heute keineswegs weniger attraktiv, sondern sogar attraktiver. (Ray, Töchter 4 J. und 3 J.)

Manche Frauen, die von einer Beeinträchtigung ihres Sexuallebens durch ihr Körpergefühl oder Aussehen sprechen, meinen nicht den Körper als ganzen, sondern nur die Stelle, an der das Kind das Licht der Welt erblickt hat. Dabei kann es sich um die Narbe des Kaiserschnittes oder um den Genitaltrakt handeln. Narben verblassen (obwohl sie natürlich nicht verschwinden), und unförmig aussehende oder sich anfühlende Genitalien erhalten ihre ursprüngliche Form zurück, wenn die Muskeln mit der Zeit und mit einiger Übung wieder kräftiger werden. Manche Leute betrachten Narben und kleinere Veränderungen sozusagen als Mutterschafts-Ehrenabzeichen oder machen sich überhaupt nichts daraus.

Ich habe eigentlich meinen Damm noch nie sehr genau angesehen, bevor ich ein Kind bekam. Ich glaube, er ist jetzt nur noch etwa halb so lang wie zuvor. Die Rückwand der Vagina wölbt sich ein wenig, wenn die Muskelspannung nachläßt oder der Bereich nach der Liebe ein wenig angeschwollen ist. Aber das bereitet mir keine schlaflosen Nächte, irgendein veränderter Körperteil hat weder mich noch meinen Partner jemals gestört. Mit ein bißchen Glück reißt der Damm beim nächsten Mal nicht mehr so leicht ein.
(Chrissie, Sohn 2 J.)

Manchmal sprechen Frauen aber auch davon, »beschädigt« oder »verstümmelt« worden zu sein. Sehr selten kommt es im Bereich der Vagina oder des Damms auch tatsächlich zu körperlichen Verunstaltungen infolge einer sehr schwer verlaufenen Geburt oder unzureichender Wiederherstellungsmaßnahmen, aber sehr viel häufiger ist man doch mit geringfügigen Veränderungen konfrontiert. Im Fall der Genitalien – die man ja kaum sieht – kann die Vorstellung dessen, was geschehen ist, viel schlimmer sein als die Realität.
Machen Sie weder wegen einer Kaiserschnittnarbe noch wegen genitaler Probleme gleich die Pferde scheu. Sobald eventuell vorhandene Wunden ganz verheilt sind, können Sie durch Berühren und Betrachten (nötigenfalls mit einem Spiegel) eine realistischere Vorstellung davon bekommen, was geschehen ist. Vielleicht gelingt es Ihnen (beiden) auf diese Weise besser, damit klarzukommen. Sprechen Sie über Ihre diesbezüglichen Gefühle. Auch Männer müssen vielleicht einmal fühlen und hinsehen, vor allem bei einer Kaiserschnittnarbe.
Manchmal wollen Frauen nicht mir ihrem Partner schlafen, damit er nicht ihren Körper sieht. Ermutigen Sie Ihre Frau, wenn Sie sich als Partner keineswegs durch Veränderungen am Körper Ihrer Frau abgestoßen fühlen (vielleicht noch nicht einmal eine Veränderung festgestellt haben)! Ein Kompliment zur rechten Zeit von der richtigen Person kann manchmal Wunder wirken.

Sie sind jetzt eine Familie und nicht mehr nur ein Paar, eine Beziehung zwischen zwei Menschen. Nun sind Sie drei (oder mehr). Es hat auch gar keinen Sinn, es zu verdrängen – ein Kind verändert Ihre Beziehung. Wahrscheinlich hatten Sie früher Ihr Leben unter Kontrolle, konnten Freiheit, genügend Zeit füreinander und ein spontanes Sexualleben genießen. Nun befindet sich plötzlich ein kleiner Mensch, der noch nicht einmal gehen kann, rund um die Uhr am Steuer. Sie finden in Ihrem Bett wahrscheinlich eher ein milchgetränktes Tuch, eine Windel oder eine Rassel vor als den anregenden Körper Ihres Partners oder Ihrer Partnerin, der nur auf Sie wartet. Die emotionale und sexuelle Landschaft hat sich verändert.
In den ersten Wochen und Monaten gehen die Bedürfnisse des Kindes vor – und so sollte es auch sein. Insbesondere die Mutter ist sehr damit beschäftigt. Die Wirkung eines Neugeborenen auf seine Mutter kann ganz unglaublich sein. Manche Frauen finden die Liebe, das Verantwortungsgefühl und die Emotionen beinahe beängstigend stark, die entstehen, wenn sie ihr Baby betrachten.

Als ich schwanger war, hörte ich mit Entsetzen, wie eine Freundin – noch dazu vor ihrem Mann – ganz sachlich feststellte, daß ihr kleiner Sohn ihr nun mehr bedeute als er. Aber sobald mein Sohn auf der Welt war, war er mir wichtiger als alles andere auf der Welt – einschließlich meines Partners und mir selbst. Ich wurde dadurch fürchterlich verletzlich. Plötzlich hing mein ganzes Leben, mein ganzes Glück von diesem zerbrechlichen kleinen Ding ab.
(Jennifer, Sohn 2 J.)

Die meisten Frauen stellen fest, daß man immer nur dem Baby gibt und ansonsten nicht viel übrigbleibt.

Von Zeit zu Zeit plagt mich das Gewissen. Ich verwende soviel Zeit und Energie auf mein Baby und kann nicht einmal zwanzig Minuten für meinen Partner erübrigen. Die Energiequelle scheint nicht für beide dieselbe zu sein.
(Emma, Tochter 4 Mon.)

Biologisch ist all das natürlich äußerst sinnvoll – die nächste Generation ist wichtiger als die letzte –, aber dadurch ist es auch nicht leichter zu ertragen. Manche Väter fühlen sich genauso für das Kind zuständig wie die Mutter oder jedenfalls beinahe ebenso, vor allem, wenn sie bei der Geburt anwesend waren und danach eine Weile zu Hause bleiben. Andere Männer wiederum halten sich für ausgeschlossen und vom Kind verdrängt.

Denken Sie daran, daß Ihre Partnerin Sie wahrscheinlich nicht weniger liebt (und vielleicht sogar noch mehr), falls Sie sich als Vater ausgeschlossen fühlen. Die Liebe zum Kind kommt hinzu. Die meisten Frauen stellen das Baby nicht nur über den Vater, sondern auch über sich selbst, so daß Ihre Position in der Familie im Hinblick auf Ihre Frau unverändert ist. Dasselbe gilt auch für die Ihnen gewidmete Zeit und Aufmerksamkeit. Messen Sie sich bezüglich der Aufmerksamkeit Ihrer Partnerin nicht mit dem Baby – das wäre unrealistisch. Vergleichen Sie lieber die Zeit und Aufmerksamkeit, die Ihre Partnerin noch sich selbst gönnt (oder Sie sich selbst gönnen). Tatsache ist, daß in den ersten Lebensmonaten eines Kindes die Bedürfnisse der Erwachsenen – einschließlich des Sexuallebens – einfach nicht das wichtigste sind.
Es ist sehr gut möglich, daß sich beide Partner in den Monaten nach der Geburt aus verschiedenen Gründen schlecht behandelt fühlen. Er kann sich durch die intensive Mutter-Kind-Beziehung ausgeschlossen fühlen, während sie sich in ihrer neuen, emotional und körperlich sehr anspruchsvollen Rolle zuwenig unterstützt fühlt. Penny Mansfield von der Ehe- und Partnerschafts-Forschungsgruppe One Plus One stellte fest, daß Männer häufig angaben, ihre Partnerin brauche sie wahrscheinlich gar nicht, während die Frauen darauf völlig ungläubig reagierten und meinten, ihre Partner noch nie so sehr gebraucht zu haben wie jetzt.
In der Schwangerschaft ging es stets um Sie (vor allem die Mutter). Nun geht es in erster Linie um das Kind. Verwandte, Ärzte, Ratgeber, sie alle konzentrieren sich nun auf das Kind. Und wahrscheinlich konzentrieren auch Sie all Ihre positiven Gefühle auf diesen Winzling, der Sie braucht.

Die Aufmerksamkeit wendet sich von dir ab und zum Baby hin. Auf einmal bekommt nur noch das Baby seine Streicheleinheiten. Niemand wird dich nun wie ein Kind behandeln. Dabei müßten auch die Eltern bemuttert werden. Ich hatte nun ein Kind, und sofort kam es zu einer Verschiebung meiner Identität – ich wollte, daß mein Partner mir Selbstvertrauen geben sollte, und zweifellos wollte er, daß ich ihm sagte, er sei immer noch ganz wunderbar.
(Clemmie, Tochter 9 Mon.)

Junge Eltern haben oft das Bedürfnis, selbst gehegt und gepflegt zu werden – ein Bedürfnis, das in früheren Zeiten vielleicht durch die Großfamilie und die engere Gemeinde erfüllt wurde. Manchmal bekleiden heute noch die Großeltern diese Rolle, aber auch sie sind zumeist unabkömmlich oder eignen sich nicht dafür. Da die Partner unserer Zeit sehr viel stärker voneinander abhängen, sollten Sie einander nach wie vor gelegentlich eine herzliche Umarmung oder ein Wort der Aufmunterung zukommen lassen.

Moderne Beziehungen sind für die Veränderungen besonders anfällig, die die Geburt eines Kindes mit sich bringt. Früher war eine Ehe eine Sache des Standes und der wirtschaftlichen Sinnhaftigkeit. Sie war die einzige legitime Form der sexuellen Beziehung, bei der Sexualität und Fortpflanzung eng miteinander verbunden waren. Sie sah klar definierte Rollen für Männer und Frauen vor und war so ausgelegt, daß Kinder darin aufwachsen konnten. Heute sind die Verbindungen zwischen Ehe und Sexualität, zwischen Sexualität und Fortpflanzung aufgebrochen. Sie waren vielleicht schon jahrelang vor der Hochzeit oder der Geburt Ihres Kindes sexuell aktiv. Paare stellen sich eine Beziehung als Partnerschaft gleichwertiger Individuen vor – und »gleichwertig« wird häufig mit »gleich« oder »ähnlich« verwechselt. Moderne, »engagierte« Beziehungen basieren auf romantischer Liebe und dem Verlangen nach und der Erwartung von Intimität (normalerweise einschließlich eines vernünftigen Sexuallebens) und kollegialer Partnerschaft.

Natürlich erfordert eine moderne Beziehung viel mehr Anpassungsarbeit, um einen Dritten zu akzeptieren, vor allem, wenn es sich um eine emotional und körperlich so fordernde Person wie ein Kind handelt. Je ähnlicher Ihre Rollen und Ihr tägliches Leben vor der Geburt des Babys waren, desto stärker hat Ihre Beziehung auf dieser »Gleichwertigkeit« basiert, und desto intensiver wird die Veränderung nun empfunden.

Es gibt nichts, was die Unterschiede zwischen den Geschlechtern stärker hervorhebt als die Elternschaft. Biologisch liegt das zwar auf der Hand, viele Paare wollen jedoch die spürbaren Auswirkungen der Schwangerschaft auf ein Minimum beschränken und bestehen darauf, ihre Elternrolle nach der Geburt in gleicher Weise wahrzunehmen. Dieser Anspruch wird sogar dann häufig aufrechterhalten, wenn die tatsächliche Lebensweise (beispielsweise die Frage, wer außer Haus arbeitet und wer zu Hause beim Kind bleibt) dies – gelinde gesagt – unwahrscheinlich macht. Die heutige Generation junger Eltern scheint ein echtes Problem mit der Diskrepanz zwischen Anspruch und Realität zu haben, meint jedenfalls Penny Mansfield, deren Forschungstätigkeit auch breit angelegte Interviews mit Paaren zur Zeit der Hochzeit und sechs Jahre danach umfaßt. Ideologie und Erwartungen sind der Realität weit voraus.

Moderne Paare sprechen viel von der gerechten Aufteilung der Kinderbetreuung, der Hausarbeiten oder des Verdienens, in der Praxis kommen sie jedoch den alten Stereotypen noch ziemlich nahe. An dem alten Muster von Ehefrau und Mutter zu Hause und Ehemann und Vater als Geldverdiener außer Haus ist eigentlich so lange nichts auszusetzen, wie es sich für beide eignet. Dagegen kommt es sehr wohl darauf an, daß sich Ihre Vorstellungen nicht zu weit von jenen Ihres Partners entfernen und daß Sie nicht so tun, als fände etwas statt, was in Wirklichkeit ganz anders ist. Es ist ganz wesentlich, zu sich selbst und zum Partner ehrlich zu sein. Erstaunlich ist, wie dramatisch und häufig sich stillschweigend Ansprüche und Vorstellungen ändern, sobald das Kind auf der Welt ist. Das deutlichste (wenn auch keineswegs einzige) Beispiel ist ein Mann, der niemals von seiner berufstätigen Partnerin erwartet hätte, daß sie immer nur kocht oder putzt, der aber plötzlich damit rechnet, daß sie die gesamten häuslichen Pflichten übernimmt, weil sie ja nun ohnehin zu Hause ist. Die Frau hingegen hat zwar aufgehört zu arbeiten, um sich dem Kind zu widmen, möchte aber dennoch nicht den ganzen Tag am Herd oder hinter dem Staubsauger stehen. Wahrscheinlich findet sie es schon schwierig genug, nur das Kind zu betreuen, ohne auch noch andere haushaltliche Dinge zu erledigen. Unrealistische Ansprüche und Unehrlichkeit (so unbeabsichtigt sie sein mögen) können rasch zu Vorwürfen und Unzufriedenheit führen, achten Sie also unbedingt sowohl auf Ihre Erwartungen als auch auf die Realität.

Sie werden vielleicht schockiert sein, wie unterschiedlich Sie auf das Kind ansprechen. Wahrscheinlich reagiert die Frau oft unmittelbarer und verändert sich rascher und intensiver in Richtung Mutterschaft, da sie das Kind neun Monate lang in sich getragen und dann geboren hat. Männer benötigen manchmal mehrere Monate, um sich an die Tatsache ihrer Vaterschaft und die Auswirkungen auf das tägliche Leben zu gewöhnen.

Die Unterschiede in dieser Anpassung können zu Streitigkeiten führen, vor allem wenn Sie einander in der Vergangenheit immer gut verstanden haben. Vielleicht bekommen Sie nun das Gefühl, das Kind lasse Sie zu Fremden werden. Das braucht nicht so zu sein, aber Sie müssen akzeptieren, daß Elternschaft sich auf verschiedene Geschlechter und verschiedene Menschen unterschiedlich auswirkt. Sie müssen nun die Individualität Ihres Partners respektieren und versuchen, Ihre verschiedenen Reaktionen eher als interessant denn als bedrohlich zu empfinden. Wenn Ihre Beziehung nicht mehr ganz jung ist, haben Sie wahrscheinlich schon in der Vergangenheit verschiedene Veränderungen durchgemacht. Aber dies ist eine neue, zugegebenermaßen beachtliche Herausforderung.

Sie müssen miteinander sprechen (siehe Kommunikation mit dem Partner, S. 127) und werden dabei vielleicht feststellen, daß ständig kleine Veränderungen (wahrscheinlich auch einige größere) innerhalb einer gewissen Zeit notwendig sind. Gute Beziehungen sind nicht statisch, und in Zeiten der Anpassung ist eine Veränderung bisweilen nötig, nur damit alles beim alten bleiben kann. (So läßt sich ein Stäbchen beispielsweise nur auf Ihrem Finger balancieren, indem man es ständig bewegt.)

Vielleicht stellen Sie fest, daß Sie genau in das traditionelle Familienmuster passen und mit Ihren getrennten und verschiedenen (und eventuell auch gleichwertigen) Rollen ganz zufrieden sind. Manche Leute ent-

decken plötzlich, daß sie gerade darauf gewartet haben. Für Menschen, die sich mit der traditionellen Rollenverteilung nicht wohl fühlen, ist Solidarität ein Schlüssel zum Überleben. Je besser Sie Verantwortung und Entscheidungsfindung teilen können, desto unwahrscheinlicher sind ernsthafte Probleme. Das Leben wird einfacher, wenn die Probleme der unterbrochenen Nachtruhe, der Sorgen um die Gesundheit des Babys, die Gedanken über emotionale Bindungen oder bekleckerte Kleidung *unsere gemeinsamen* Probleme sind; wenn die elterlichen Schwierigkeiten mit Geld, Zeit, körperlicher Liebe oder einem chaotischen Haushalt ebenfalls *unsere* Probleme sind; wenn wir *gemeinsam* uns darüber beklagen können – ohne daß sie als Schuld des einen oder anderen Partners gesehen werden.
Dies ist jedoch wie immer leichter gesagt als getan; aber wenn Sie trotz dieser ganzen verdammten Unordnung doch einmal lachen können – um so besser. Vielleicht finden Sie ein gutes Buch, das Sie die Sache in einem heiteren Licht sehen läßt. Und denken Sie immer daran: Viele andere Paare haben schon hinter sich, was Sie derzeit erleben, und die meisten haben es überstanden.
Was ist da eigentlich mit Ihrem Sexualleben passiert, während Ihre Beziehung derartige Veränderungen durchgemacht hat? Wahrscheinlich nicht allzuviel. Und je schwieriger die Anpassung der Beziehung war, desto wahrscheinlicher trifft diese Prognose zu. Schließlich sind beide Partner intim miteinander verbunden.
Es hat keinen Sinn, sich gegen die frühen Phasen der Elternschaft aufzulehnen. Ängste, ein Gefühl der Unzulänglichkeit oder Schuld angesichts des Mangels an Zeit und körperlicher Liebe können die sexuellen Probleme eigentlich nur verstärken. Die Suche nach Befriedigung (intellektueller, sozialer oder sexueller Art) anderswo ist wahrscheinlich ebenso kontraproduktiv. Wenn Sie sich jetzt den Weg zu Ihrem Partner verbauen, werden Sie bei Ihrer Rückkehr noch viel größere Probleme haben. Stellen Sie das Kind und die Elternschaft an die erste Stelle. Nötigenfalls können Sie eine Weile auch mit wenig oder ohne Liebesleben zurechtkommen (siehe Umgang mit zuwenig körperlicher Liebe, S. 129) und versuchen, eine solide Basis für die Zukunft zu erarbeiten. Der derzeitige Zustand ist garantiert vorübergehend.

Die erwachsene Beziehung zurückfordern

Irgendwann kommt der Punkt, an dem Sie wieder die Rechte in Ihrer erwachsenen Beziehung einfordern müssen. Sofern das nicht von selbst geschieht, sollten Sie einige bewußte Schritte unternehmen. Sie können ja nicht immer so weitermachen und Ihre eigenen Bedürfnisse und die Ihres

Partners vernachlässigen, sei es nun auf sexuellem oder anderem Gebiet. Der Familientherapeut Robin Skynner beschreibt, daß das »Kleinkindalter« ein geeigneter Zeitpunkt für diese Forderung ist, da das Kind allmählich die jenseits seiner Mutter (oder seiner ersten Bezugsperson) gelegene Welt zu erforschen beginnt und langsam begreift, daß es ein eigenständiges menschliches Wesen ist. Bei der häufigsten Familienkonstellation, bei der die Mutter die erste Bezugsperson ist, sollte nach Ansicht Robin Skynners nun der Vater in den Vordergrund treten, da dies zum Vorteil aller wäre. Das Kind braucht auf seinem Weg in die Außenwelt eine sichere Zwischenstation, die Mutter braucht einen Ansprechpartner, wenn die Beziehung zum Kind nicht mehr ganz so intim ist, und der Vater ist nun in der Position, seine Stellung als Ehemann und Liebhaber, nicht mehr allein als Vater, wieder einzufordern.

Seien Sie realistisch! Wir sprechen nicht über eine plötzliche Rückkehr zum Leben vor der Geburt des Kindes, sondern nur darüber, daß Sie als Erwachsene auch wieder ein wenig Zeit für sich brauchen und Ihre Identität als Paar und Ihre Sexualität wiederherstellen sollen. Wann Sie damit beginnen, wie rasch Sie vorankommen und ob Sie sich dazu bewußt anstrengen müssen, hängt von Ihnen dreien (oder mehr) ab. Um sich wie ein Erwachsener zu fühlen, muß man auch mit der Welt der Erwachsenen in Berührung bleiben. Wenn bisher ein Partner den ganzen Tag zu Hause war, ist es nun an der Zeit, das Haus auch einmal ohne Kind zu verlassen. Gehen Sie langsam und behutsam vor, wenn Ihnen das unmöglich vorkommt!

Nach sechs Monaten begann ich wieder halbtags zu arbeiten, und das hat mir sehr gutgetan, weil ich mir ein wenig Freiraum verschaffen konnte. Endlich gelang es mir wieder, mich als Einzelperson zu fühlen ... Aber wir gingen eigentlich (als Paar) ein Jahr lang nie aus, und sogar danach hatten wir immer das Gefühl, wir müßten vielleicht übereilt nach Hause zurückkehren, falls etwas passieren sollte. Mit dieser Angst im Nacken kann man das Ausgehen kaum genießen. Mehrmals gaben wir schließlich auf und gingen wieder nach Hause. Nach dem zweiten Baby waren wir viel entspannter. Wir wußten schon, daß nicht jedes Schreien sofort mit Stillen beantwortet werden muß, wir klopften dem Kleinen statt dessen auf den Rücken und legten ihn nieder. Und nach einiger Zeit hatte er gelernt, selbständig einzuschlafen.

Beim ersten Mal war ich ausschließlich mit dem Baby beschäftigt. Es war einfach die wunderbarste Sache in meinem Leben. Irgendwie war es wie fahren zu lernen. Zuerst konnte ich nur das Auto vor mir sehen. Je selbstsicherer ich wurde, desto weiter wurde auch mein Horizont, und ich sah allmählich meinen Mann/Liebhaber und meine Arbeit. Und auch heute habe ich noch das Gefühl, daß sich mein Horizont ständig erweitert. (Janet, Söhne 8 und 4 J.)

Dieser Prozeß der laufenden Erweiterung des Horizonts hält häufig an, bis das jüngste Kind zur Schule geht. Auch Forschungsergebnisse bestätigen, daß die Vorschuljahre für die Beziehung der Eltern am schwierigsten sind – jedenfalls bis die Kinder zu Teenagern heranwachsen.

Um die ganz in ihren Pflichten aufgehende Mutter wieder ein wenig zurückzunehmen, eignet sich am besten der Vater, der einen Teil ihrer Aufgaben übernehmen kann. Auch wenn tagsüber einer von Ihnen zu Hause ist, müssen sie gemeinsam ausgehen. Sie brauchen jetzt einen erprobten Babysitter (oder zwei), wenn Sie bisher keinen hatten. Gehen Sie ins Kino, ins Theater, in eine Kneipe, essen Sie im Restaurant, oder machen Sie einen Spaziergang am Flußufer, besuchen Sie Freunde (ohne Kind) – was immer Sie als Paar gern tun.

Derlei Zerstreuung sollte der Partner organisieren, der sie weniger nötig hat. Vor allem manche Frauen brauchen viel Hilfe, wenn sie sich vom Kind lösen und zu ihrer erwachsenen Beziehung zurückfinden sollen. Erwartet man zusätzlich von der Frau, daß sie alle nötigen Vereinbarungen trifft, Karten bestellt oder ähnliches, wird es nie dazu kommen. Besprechen Sie, was Sie sich vornehmen möchten und wer als Babysitter in Frage kommt. Anschließend soll der Mann (oder wer weniger mit dem Kind befaßt ist) die Sache in die Hand nehmen und alles Nötige organisieren.

Falls sich einer von beiden den ganzen Abend über schlecht fühlt, sollten Sie das Ganze lieber bleibenlassen und zu einem späteren Zeitpunkt einen neuen Versuch unternehmen. Es ist jedoch eher wahrscheinlich, daß das Gefühl der Freiheit mindestens ebenso groß sein wird wie die Sorge, sofern Sie einen vertrauenswürdigen Babysitter gefunden und eine Telefonnummer hinterlassen haben.

Organisieren Sie alles im voraus, damit Sie zu regelmäßigen Ausgängen kommen – einmal monatlich, einmal wöchentlich, je nachdem, wie Sie es wollen und bewältigen können. Sie können natürlich auch versuchen, zu Hause ein wenig Zeit für sich abzuzweigen. Nutzen Sie die Zeit für sich, in der das Kind schläft, oder beanspruchen Sie selbstbewußt einige Zeit abseits von der häuslichen Mühsal!

Sie werden Verabredungen treffen müssen – genauso, als würden Sie ausgehen. Holen Sie sich ein gepflegtes Abendessen aus dem Restaurant, eine Flasche Wein, setzen Sie sich gemeinsam hin, und sehen Sie einen Film im Fernsehen oder ein Video an, lesen, reden Sie oder gehen Sie einfach schlafen. Spontaneität in Sachen Sexualität gehört – sollten Sie das noch nicht bemerkt haben – der Vergangenheit an. Wenn Sie einander in aller Ruhe lieben wollen, müssen Sie das nun zuvor planen. Vielleicht hat Spontaneität zu Ihrer Vorstellung von einem guten Sexualleben gehört, aber unbedingt notwendig ist sie nicht. Auch geplante Liebe kann ebenso gut sein. Genießen Sie möglichst schon die Vorfreude.

Der kindbezogenere Elternteil kann Zeit brauchen, um sich von der Elternrolle zu lösen und bereit zu sein, mit dem Partner zu schlafen. Der weniger mit dem Kind beschäftigte Elternteil sollte Arbeiten im Haushalt übernehmen, damit der Partner Zeit für sich selbst findet, ein Bad nehmen, sich entspannen und wieder zu seinem erwachsenen Ich zurückfinden kann. Das hilft vor allem dann, wenn es nicht *nur* im Hinblick auf die Sexualität erfolgt.

Wenn Sie miteinander schlafen wollen, sollten Sie schon im voraus entscheiden, wer im Notfall aufsteht und sich um das Kind kümmert. Dies sollte besser derjenige Partner sein, der vom Gedanken an die Störung durch das Kind weniger leicht abgelenkt wird – im Regelfall der Vater. So kann sich die Mutter besser entspannen und auf ihre Sexualität konzentrieren. Sie muß jedoch glauben können, daß der Vater tatsächlich nach dem Kind sehen wird, falls es weint. Andernfalls kann sie von ihrer Mutterrolle nicht abrücken, egal, was zuvor vereinbart wurde.

Lesen Sie in den Abschnitten über den Umgang mit zuwenig Sexualität und die Rückkehr zur Sexualität nach, wenn Ihre Versuche, wieder Anspruch auf Ihre Sexualität zu erheben, eher kläglich ausfallen. Lassen Sie sich Zeit, falls tatsächliche Hindernisse wie ein krankes Kind, Schmerzen beim Geschlechtsverkehr oder extreme Müdigkeit vorliegen. Lesen Sie in den entsprechenden Kapiteln dieses Buches nach, oder suchen Sie anderswo Hilfe. Behandeln Sie diese Probleme, bevor Sie versuchen, wieder eine erwachsene »Normalität« zu erreichen. Es hat keinen Sinn, sich selbst zu etwas zu zwingen, was nicht funktionieren kann.

Fühlen Sie sich nicht schuldig, wenn Sie für sich und Ihre Beziehung Zeit und Aufmerksamkeit beanspruchen. Ihr Gemütszustand ist für Ihre Kinder ebenso wichtig wie für Sie selbst. Christopher Clulow, Direktor des Tavistock Institute of Marital Studies, betont, daß Kinder nicht gleichzeitig die emotionalen Bedürfnisse ihrer Eltern und ihre eigenen erfüllen müssen. Er sagt: »Kinder dürfen nicht belastet werden, die Bedürfnisse der Eltern müssen in der erwachsenen Partnerschaft getrennt befriedigt werden.«

Kinder benötigen nicht nur viel direkte Betreuung und Aufmerksamkeit, sondern auch eine angenehme Atmosphäre in ihrem Umfeld. Sogar Säuglinge können Spannungen fühlen. Studienergebnisse haben einen Zusammenhang zwischen Streß der Eltern – einschließlich Unzufriedenheit mit der sexuellen Beziehung – und Koliken beim Kind gezeigt. Und größere Kinder erkennen natürlich noch viel besser, ob die Situation zu Hause für sie sicher ist.

Seien Sie außerdem realistisch, was die Elternschaft, die Partnerschaft und das Sexualleben betrifft. Das Leben als Eltern ist ein Leben sorgfältig ausgewogener Kompromisse. Sie müssen ein Gleichgewicht finden – um

dieses zu erreichen, müssen Sie in Tagen oder Monaten, nicht in Stunden denken. Zudem wird sich ständig ändern, wie sie es erreichen, ebenso, wie sich auch Ihre Bedürfnisse, insbesondere aber die Bedürfnisse Ihres heranwachsenden Kindes verändern. Libby Purves faßt den Kompromiß der Elternschaft kurz und bündig zusammen: »Ich bin eine Mutter und würde mein Leben für meine Kinder geben; aber eigentlich sehe ich keinen Grund, es jeden Tag zu geben.«
Für die Partnerschaft bleibt zumeist weniger Zeit als zuvor, auch wenn man dieses Recht wieder für sich in Anspruch nimmt, und auch die sexuellen Begegnungen werden wahrscheinlich seltener. Das kann jedoch durchaus auch positive Seiten haben. Alles was »Seltenheitswert« hat, wird zumeist mehr geschätzt, man bemüht sich mehr und erzielt bessere Resultate.

Stillen

Je entspannter Sie im allgemeinen mit Ihrer Sexualität umgehen können, um so weniger brauchen Sie Probleme im Zusammenhang mit dem Stillen zu befürchten. Natürlich gehören die Brüste zum Sexual- und Fortpflanzungssystem, und es überrascht daher niemanden, wenn Stillen Auswirkungen auf die Sexualität haben kann. Sowohl Forschungsergebnisse als auch diverse kursierende Geschichtchen lassen den Schluß zu, daß das Stillen einen negativen, einen positiven oder einen zu vernachlässigenden Effekt auf das Sexualleben haben kann, der ausschließlich von den betroffenen Menschen abhängt.

Auswirkungen auf die Mutter

Wie die Schwangerschaft selbst kann auch das Stillen einen Einfluß auf Ihre sexuelle Ausstrahlung haben. Häufiger tritt eine geringere als eine gesteigerte sexuelle Aktivität auf. Viele Frauen, vermutlich sogar die meisten, empfinden das Stillen als angenehm, sobald es klappt. Manche glauben, es stimuliere ihre Sexualität. Laura hatte dieses Gefühl nach der Geburt ihres dritten Kindes:

Ich genoß dieses neuerliche Stillen sehr. Ich hatte den Eindruck, daß es meiner Sexualität neuen Auftrieb gab. Wir fanden auch nichts dabei, einander zu lieben, während das gesättigte Baby friedlich neben uns schlief. Es erschien uns ganz in Ordnung. Wurde es wach, drehte ich mich manchmal nur um und fütterte es – das schien mir ganz natürlich.

Sehr selten kommt es vor, daß Frauen das Stillen selbst als sexuell stimulierend empfinden. Laura erinnert sich an eine – seltene – Gelegenheit, als das geschah:

Eines Nachmittags stillte ich meinen Sohn in einem sehr angenehmen, irgendwie traumwandlerischen Zustand, als mir bewußt wurde, daß ich beinahe bis zum Orgasmus erregt war. Andere Male, als ich mich beim Stillen wunderbar entspannte, wanderten meine Gedanken zu meinem Mann, und ich wünschte mir, mit ihm ein wenig zu kuscheln. Vielleicht war zu dieser Tageszeit meine Libido ohnehin ein wenig größer. Wie schade, daß mein Mann ausgerechnet zu den Zeiten arbeiten mußte, wenn meine Babys immer ruhig schliefen.

Alle Leute, die die Brüste in der Liebe mit einbeziehen, wissen, daß es einen Zusammenhang zwischen Brüsten, Genitalien und Gebärmutter gibt. Es ist daher kaum verwunderlich, daß das Stillen bisweilen eine sexuelle Reaktion in Vagina und Klitoris auslösen kann. Daran ist auch absolut nichts Schlechtes. Es handelt sich dabei um denselben hormonellen Vorgang, der beim Stillen kurze Zeit nach der Geburt die Nachwehen erzeugt (abgeschwächte, wehenähnliche Kontraktionen der Gebärmutter). Fühlen Sie sich nicht schuldig, sondern genießen Sie es, wenn Ihnen das Stillen sexuellen Genuß verschafft!
Auch bei Frauen, die Stillen nicht sexuell erregend finden, können sich starke Gefühle der Liebe und Sinnlichkeit beim Zusammensein mit dem Baby einstellen. Auch das ruft bisweilen Schuldgefühle hervor. Lassen Sie diese Gefühle gar nicht erst aufkommen. Es ist eine ganz natürliche und beiderseitig erfreuliche Sache, angesichts eines eigenen Kindes positive körperliche Gefühle zu entwickeln.
Während manche Frauen das Stillen auf einer völlig unsexuellen Ebene genießen, entwickeln einige wenige Frauen dabei negative Gefühle. Diese Frauen gehören jedoch einer Minderheit an, die ihre Sexualität durch das Stillen eher unterdrückt fühlt. Eine Mutter faßte es so zusammen: »Für mich ist Stillen absolut lusttötend. Eine Tasse Tee wäre förderlicher – oder, noch besser, ein wenig Schlaf.« Eine andere Mutter beschreibt einen noch umfassenderen Libidoverlust:

Bei meinem ersten Kind wurde ein Dammschnitt gemacht, was mir nach der Geburt eine Menge Schmerzen bereitete. Aber stärker noch waren die seelischen Auswirkungen, vor allem des Stillens. Mein Körper hatte nichts Sexuelles mehr an sich. Er war nur noch reine Funktion, dazu bestimmt, ein Baby zu füttern. Das Problem war nicht, daß ich keine sexuellen Empfindungen hatte – obwohl diese abgeschwächt auftraten –, sondern meine Bedürfnisse waren nur noch an das Baby gebunden. Ich glaube, meine Bedürfnisse wurden teil-

weise sogar durch das Baby befriedigt. Meine Brüste hatten keinerlei sexuelle Bedeutung mehr, sie gehörten dem Baby. (Janet, Söhne 8 J. und 4 J.)

Es gibt zahlreiche Gründe, warum sich eine stillende Mutter sexuell weniger interessiert (oder völlig desinteressiert) zeigen kann. Das Stillen verändert den Hormonhaushalt von Grund auf, obwohl nicht genau bekannt ist, welche Auswirkungen sich daraus ergeben. Schließlich ist es ungemein schwierig, die hormonbedingten Veränderungen von allen anderen Faktoren zu unterscheiden.
Gestillte Säuglinge verlangen gewöhnlich häufiger nach Nahrung als Flaschenkinder, und ihr Hunger tritt weniger regelmäßig auf. Heute wird Füttern auf Verlangen als richtige Methode betrachtet, vor allem wenn die Milchproduktion zu Beginn erst angeregt werden muß. Gestillte Babys brauchen in der Regel auch häufigere Nachtmahlzeiten oder wollen nachts länger trinken als Flaschenkinder. Manche Frauen erledigen dies im Liegen, wodurch Nachtschichten als weniger anstrengend empfunden werden.
Stillen verbraucht Ihre Energie, und zwar sowohl für die Produktion als auch für die Abgabe der Milch. Diese Aufgabe können Sie leider nicht mit Ihrem Mann teilen. Stillende Mütter sind zumeist müder als andere, auch wenn die Zubereitung der Fläschchen ziemlich umständlich erscheinen mag.
Das Stillen kann einen Teil oder sogar einen Großteil der Bedürfnisse der Mutter nach körperlicher Zuneigung befriedigen. Andererseits kann sie aber auch diese Bedürfnisse durch den häufigen Körperkontakt verlieren, weil sie bereits genug vom Halten, Tätscheln und Streicheln hat. Dies bedeutet nicht, daß sie einem freundschaftlichen Kuscheln mit ihrem Partner abgeneigt wäre, aber vielleicht ist sie für weiterführende und intimere Kontakte nicht mehr zu haben. Viele Frauen geben an, daß ihnen die Berührung der Brüste durch alle anderen Personen außer dem Baby während der Stillzeit unerträglich sei. Corinne beispielsweise stellte das nach der Geburt ihres dritten Kindes fest.

Es ist sehr schwierig, intensive sexuelle Kontakte zu pflegen und dabei die Brüste aus dem Spiel zu lassen. Manchmal will man einfach niemanden heranlassen. Man fühlt sich ohnehin schon übel zugerichtet. Manchmal schliefen wir sogar miteinander, und plötzlich sagte ich nein – und das war häufig der Grund. (Corinne, Tochter 10 J., Söhne 5 J. und 7 Mon.)

Stillende Mütter haben meist noch weniger Zeit, die sie allein oder zusammen mit ihrem Partner verbringen können. Wenn Sie es nicht schaffen, Milch abzupumpen (was sehr nützlich ist) oder dem Kind auch gelegentlich ein Fläschchen schmackhaft zu machen, kann es ziemlich problematisch werden, wenn Sie tatsächlich eines Abends ausgehen wollen. Bringen Sie gelegentlich eine im voraus bestimmte Zeit für sich selbst als Erwachsene auf – auch wenn Sie dann doch zu Hause bleiben. Selbst wenn Sie nicht allein ausgehen können, sollten Sie Ihre erwachsenen Belange ebenso wie die des Kindes wahrnehmen. Ein gestilltes Baby, das in eine Tragetasche paßt, kann man leicht überallhin mitnehmen. Partys, Essen mit Freunden, Restaurants, Ausstellungen, Veranstaltungen, Parks oder ein Strand – all das sind Möglichkeiten, wenn es Ihnen nichts ausmacht, in der Öffentlichkeit zu stillen. Im Ausland sollten Sie jedoch auf die jeweiligen Traditionen und Tabus Rücksicht nehmen. Wenn Sie einen weiten Pullover oder ein T-Shirt tragen, können Sie eigentlich überall stillen, sofern es das Wetter erlaubt. Ihr Gemütszustand wird es Ihnen danken, wenn Sie bisweilen einen Ausflug in die Welt der Erwachsenen unternehmen.

Sobald Sie nicht mehr ausschließlich stillen, können Sie tagsüber gemeinsam ausgehen und erst zur Abendmahlzeit zurückkommen (am Abend wird zumeist am längsten gestillt). Sie können nachmittags sogar ins Kino oder Theater gehen – auch wenn Sie vielleicht Stilleinlagen brauchen, falls eine übliche Stillmahlzeit entfällt.

Das Stillen bewirkt und erhält zumeist eine starke Bindung zwischen Mutter und Kind, die in gewisser Weise die Verlängerung der Beziehung im Mutterleib darstellt. Ein durch äußere Umstände erzwungenes Abstillen kann sowohl für das Kind als auch für die Mutter sehr schwierig sein (manchmal auch für den Vater, wenn er hier hilfreich eingreifen soll). Sofern ein natürliches Abstillen möglich ist – also wenn sich Mutter und Kind dazu bereit fühlen –, kann dies eine Kombination aus sanfter Trauer und Erleichterung auslösen.

Ich genoß das Stillen sehr und wollte mein Kind auf keinen Fall anders ernähren. Aber irgendwann nach neun Monaten dämmerte mir, daß es reichte – und ich glaube, auch mein Sohn hatte genug. Das Abstillen schien ihm nichts mehr auszumachen. Schon bald nach dem Abstillen stellte ich fest, daß ich mich völlig verändert fühlte. Ich war energiegeladen, konnte wieder laufen, fühlte mich insgesamt wie früher. Es schien, als sei die ganze Geburt endlich vorüber. (Jennifer, Sohn 2 J.)

Dieses Gefühl, daß die Geburt erst nach dem Abstillen völlig abgeschlossen sei, ist körperlich erklärbar. Es tritt jedoch nicht bei allen Frauen auf. Der Körper der Mutter wird von der Befruchtung der Eizelle bis zum Abstillen weitgehend von den Bedürfnissen des Kindes bestimmt. Die Menstruation kann sich nun wiedereinstellen, wenn dies nicht schon zu einem

früheren Zeitpunkt der Fall war, und auch die vermißte sexuelle Lust kommt langsam zurück, sofern nicht andere Hinderungsgründe wie Schmerzen im Dammbereich oder ständige Erschöpfung vorliegen.
Nun ist es zumeist auch einfacher, das Kind einem verläßlichen Babysitter anzuvertrauen und einige wenige Abende außer Haus zu verbringen. Wenn Sie bisher noch nie von Ihrem Kind getrennt waren, kann das zu Beginn schwierig sein. Sie werden aber feststellen, daß Sie sich blendend fühlen, sobald Sie das Haus verlassen haben. Wieder als Paar auszugehen und als Paar auftreten zu können kann Ihre Beziehung zu Hause sehr verbessern.

Auswirkungen auf den Vater

Einige Väter genießen es, Ihrer Partnerin beim Stillen zuzusehen. Sie freuen sich, daß das Kind nur das Beste bekommt, und fühlen sich in ihrer neuen Rolle pudelwohl.

Ich war sehr für das Stillen und tat auch eine Menge – das hoffe ich jedenfalls –, um es zu unterstützen. Einmal hatte ich in einem Restaurant eine ziemlich unerfreuliche Auseinandersetzung mit einem Mann, der verlangte, meine Frau solle aufhören, unser Kind zu stillen. Ich fühlte mich auch nie ausgeschlossen, sondern entwickelte starke Schutz- und Vatergefühle.
(Mark, Sohn 2 J.)

Manche Väter finden sich mit der Realität nicht so leicht ab, selbst wenn sie wollen, daß ihr Kind gestillt wird. Manche finden es aus sexuellen Gründen abstoßend, das Kind an der Brust ihrer Frau zu sehen, das häufigste Problem ist jedoch die Eifersucht. Da sich mit dem Stillen die ganz spezielle Beziehung zwischen Mutter und Kind verlängert, kann der Vater sich ausgeschlossen fühlen und eifersüchtig (auf die Mutter oder das Kind oder auf beide) werden. Gleichzeitig kann er sich von den Brüsten seiner Partnerin ferngehalten fühlen, was besonders für jene Männer frustrierend ist, für die die vergrößerten Brüste ihrer Partnerin besonders attraktiv sind. Er kann sich sogar von ihrem gesamten Körper ferngehalten fühlen und eine ganz persönliche Bestätigung brauchen, daß diese Phase nicht ewig dauern wird und er dennoch geliebt wird.

Ich war über die Geburt sehr begeistert. Sie veränderte meine Sicht von Sarahs Körper überhaupt nicht. Erst als das Baby körperlich und emotional eine sehr enge Bindung an Sarah aufbaute, wurde die Situation für mich schwieriger. Plötzlich gehörte Sarahs Körper dem Baby. Ich fühlte mich ausgeschlos-

sen. Das hatte ich nicht erwartet. Irgendwie erwartet man doch ein Zweiparteienabkommen, so daß beide Partner eingebunden sind. Sicher, es war jetzt das Baby, das zu seinem Recht kam. Aber ich hatte mir das als zusätzlich zu mir, nicht anstelle von mir vorgestellt. Manchmal hatte ich das Gefühl, das Baby dürfe zu Sarah, ich aber nicht. Als Kirsty schließlich abgestillt war, wurde es besser, jedoch erst allmählich. (Malcolm, Tochter 1 J.)

Gleichzeitig war Malcolms Partnerin durchaus vorwurfsvoll, weil sie rund um die Uhr für die Ernährung des Babys zuständig war, ihr Mann aber nicht.
Die Tatsache, daß ein Mann nicht stillen kann, gibt vielen Männern ein Gefühl der Unzulänglichkeit in bezug auf das Kind. Es ist völlig klar, daß ein Brustkind, das vor Hunger schreit, nur von der Mutter zufriedengestellt werden kann. Und manchmal spendet die Mutterbrust einfach einen gewissen Trost, auch wenn das Kind gar keinen Hunger hat. In anderen Situationen kann aber auch der Vater beruhigen, wenn das Kind beispielsweise aus unbekannter Ursache (etwa wegen Bauchschmerzen) weint. Der Milchgeruch der Mutter ist nicht immer ein Vorteil. Wenn das Baby längere Zeit hindurch untröstlich bleibt, kommt die Mutter selbst oft in einen Zustand, der beim Baby einen Teufelskreis auslöst.
Je stärker der Vater in die Vorgänge rund um das Stillen eingebunden ist und je mehr er auch mit dem Baby zu tun hat, desto seltener wird die Eifersucht überhandnehmen. Es macht keinen Sinn, wenn der Vater mit der Mutter in Konkurrenz tritt oder umgekehrt. Er hat schließlich ganz andere Qualitäten zu bieten: neue Spielideen, Spaziergänge, eine zweite Schulter zum Anlehnen, ein anderes Gesicht über der Wickelunterlage. Auch wenn dies nach einem langen Stillabend unwahrscheinlich klingen mag: Babys brauchen viel mehr als nur die Brust, vor allem wenn sie bereits etwas älter sind. Die Mutter kann Vater und Kind auch ein wenig Zeit gemeinsam gönnen – und bekommt dadurch zugleich eine Pause.
Eifersucht spielt sich manchmal ganz unbewußt ab und kann dazu führen, daß sich Männer unkooperativ, ablehnend oder aufmerksamkeitsheischend verhalten. Man muß wohl nicht betonen, daß die Situation dadurch nicht gerade leichter wird. Sprechen Sie offen darüber (ohne gegenseitige Beschuldigungen), falls Sie den Verdacht hegen, daß Eifersucht im Spiel sein könnte. Offene Gespräche und Ermutigung auf beiden Seiten können dieses Gefühl der nagenden Unzufriedenheit sowie alle aufgebauten Ressentiments beseitigen helfen.
Das Stillen kann auch eine gute Gelegenheit darstellen, um beisammenzusitzen (womöglich nicht, um gerade jetzt über Eifersucht zu sprechen), sich zu entspannen, ein bißchen zu plaudern, zu lesen oder fernzusehen.

Nicht immer werden die Essenszeiten Ihres Kindes so friedlich verlaufen.

Auswirkungen auf die Liebe

Es wurde bereits darauf hingewiesen, daß das Stillen Auswirkungen auf die Libido haben kann – zumindest bei der Frau und manchmal auch beim Mann. Eltern sprechen häufig von sexueller/seelischer »Verwirrung«, die durch das Stillen ausgelöst würde. Gehören die Brüste nun zum sexuell aktiven Körper, oder gehören sie nur dem Kind? Das Problem hängt zum Teil damit zusammen, daß sich Paare *entweder* als Liebespaare *oder* als Eltern, nicht aber als beides sehen (siehe »Was Eltern nicht dürfen«, S. 113). In der Tat hat der Körper sowohl sexuelle als auch Fortpflanzungsfunktion und kann beide Rollen problemlos gleichzeitig ausfüllen.
Sie dürfen beim Liebesakt die Brüste Ihrer Partnerin nicht berühren, wenn sie schmerzen, sehr prall sind oder eine Berührung einfach nicht erwünscht ist. Die Stellungen der späten Schwangerschaft eignen sich beispielsweise gut dazu, um keinen Druck auszuüben.
Das Hormon Oxytocin – das sowohl bei der Sexualität als auch bei der Geburt ein Rolle spielt – ist auch beim Stillen von Bedeutung, wo es den Milchsekretionsreflex kontrolliert. Eine Stimulierung der Brust, eine sexuelle Erregung und manchmal auch ein Orgasmus können bewirken, daß Milch aus den Brüsten tropft oder sogar spritzt.

Beim Sex schien plötzlich überall Milch zu sein. Körperlich war die Sache ziemlich unappetitlich und psychisch für mich irgendwie zu kompliziert. Wozu all diese Milch? Obwohl er nicht versuchte zu saugen, kriegte er etwas ab. Es schien ihm überhaupt nichts auszumachen. Er fand das alles völlig verständlich und wurde ganz leicht damit fertig. (Susanne, Tochter 2 J.)

Manche Leute finden die Muttermilch abstoßend. Dies kann damit zu tun haben, daß Milch zum einen an die »andere« Funktion der Brüste erinnert und zum anderen naß und klebrig ist. Das Austreten von Milch kann theoretisch vermieden werden, indem man das Baby unmittelbar vor dem Geschlechtsverkehr stillt. Sie werden aber vermutlich schon genügend Probleme haben, überhaupt eine ruhige Zeit für ein »Schäferstündchen« zu finden, so daß diese Vorbedingung nicht auch noch hinzukommen sollte. Wenn Ihnen ein bißchen Milch (die übrigens nicht sauer wird und wie Kuhmilch riecht) nichts ausmacht, sollte man diesen Umstand als normalen Bestandteil der Liebe nach einer Geburt ansehen oder ein Tuch zum Abwischen bereithalten.

Manche Männer wollen die Milch probieren (manche Frauen übrigens ebenfalls). Sollte dies aus reiner Neugier geschehen, stellt es kein Problem dar – der Mann bekommt ohnehin beim Vorspiel ein wenig Milch ab, wenn die Brüste dabei eine Rolle spielen. Wenn der Partner jedoch tatsächlich saugen möchte, muß man ihn darauf hinweisen, daß es dadurch für die meisten Frauen nicht leichter wird, die Verwirrung zwischen Sexualität und Mutterschaft aufzulösen.
Welche Gefühle beide Partner angesichts der weiblichen Brust entwickeln, kann sich im Verlauf der Stillzeit und noch längere Zeit nach der Geburt ändern. Was nach sechs Wochen absolut unmöglich erscheint, kann nach sechs Monaten wieder angenehm sein. Der Zustand vor der Schwangerschaft kehrt nicht sofort zurück, nachdem Sie abgestillt haben. Die Brüste bleiben entweder empfindlicher oder weniger empfindlich, auch wenn Sie schon lange nicht mehr stillen. Sprechen Sie weiterhin miteinander, und teilen Sie einander mit, wenn sich etwas verändert hat.

Was Eltern »nicht dürfen«

»In unserer Gesellschaft scheinen die Rolle der Mutter und jene der Geliebten völlig konträr zu sein«, meinte eine Mutter. Dasselbe trifft – wenn auch viel seltener – auf Väter zu. Dahinter steht das Problem, daß Eltern – und da vor allem die Mutter – »so etwas nicht tun«. Das ist natürlich lächerlich, spielt aber im Unterbewußtsein vieler Menschen eine wichtige Rolle. Ein Mann sperrt sich vielleicht unbewußt dagegen, eine Mutter zu lieben, weil er instinktiv eine Beziehung zu seiner eigenen Mutter herstellt. Tim Kahn von der Organisation Parent Link organisiert Vätergruppen. Er sagt:

Manche Männer sind ständig zwischen ihren Partnerinnen und ihren Müttern hin- und hergerissen, vor allem wenn die Partnerinnen Kinder bekommen. Manche Männer identifizieren, andere verbinden ihre Partnerinnen mit ihren Müttern. Andersherum scheint dies viel seltener der Fall zu sein, wahrscheinlich weil der Vater nicht so eng mit dem Kind in Verbindung gebracht wird.

Bei Frauen liegt kaum eine problematische Beziehung zu ihren Vätern, sondern viel eher die abstrakte Vorstellung vor, daß Mütter nicht sexuell aktiv sind. In unserer Kultur wird Mutterschaft als Gegensatz zur reizvollen Liebhaberin gesehen, denn das Ideal der Mutterschaft verkörpert bei uns nach wie vor die jungfräuliche Mutter Maria.
Aber auch Männer haben ihre Probleme mit dem Rollenverhalten. Wie viele Helden waren wohl Väter? Wahrscheinlich die meisten, aber diese

Tatsache ist für das wahre Heldentum unerheblich. Die Väter früherer Generationen konnten im allgemeinen diesen Gegensatz nicht überbrücken. Die modernen Väter möchten sich stärker als Väter engagieren, oder man erwartet es jedenfalls von ihnen. Deren Vorväter hatten kaum mit ihren Kindern zu tun, und sollten sie jemals mit ihren Söhnen über Sexualität gesprochen haben, wäre das Thema Sexualität und Vaterschaft wohl ausgespart worden. Es ist eine traurige Tatsache, daß in der heutigen Gesellschaft Sexualität nicht als Bestandteil des Familienlebens betrachtet wird.

Schädlich ausgewirkt hat sich in diesem Zusammenhang auch die immer heftiger geführte Debatte über Kindesmißbrauch. Eltern verlieren zunehmend ihre Unbefangenheit im Umgang mit Sexualität in der Familie, auch wenn es sich ausschließlich um die Beziehung zwischen zwei Erwachsenen handelt.

Sie sollten einander nach wie vor als individuelle Erwachsene und nicht als Eltern ansehen. Für die Kinder mag es sinnvoll erscheinen, wenn die Eltern einander »Mama« und »Papa« nennen, bei manchen Paaren wird diese Anrede jedoch zur Regel, was die Verwirrung noch steigert.

Vor allem jener Elternteil, der überwiegend zu Hause ist, kann oft nur schwer von der Elternrolle in die Rolle der oder des Geliebten schlüpfen. Nichtberufstätige Mütter finden es häufig sehr schwierig, von der Kinder-und-Eltern-Situation auf den Part der Erwachsenen und Geliebten umzuschalten. Zum Teil ist daran das alte Imageproblem schuld – »Wie soll ich mich sexy fühlen, wenn ich über und über mit Ketchup bekleckert bin und mein Pullover nach verschütteter Milch riecht?« – und teilweise auch der Umstand, daß man den ganzen Tag in der Kinderwelt und nicht in der Erwachsenenwelt verbracht hat. Erschwerend kommt noch hinzu, daß jederzeit ein erzwungener Wechsel zurück zur Kinderwelt zu befürchten ist, wenn das Kind aufwacht oder etwas braucht.

Von Eltern erwartet man Verantwortungsbewußtsein, und Sex paßt nicht unbedingt in das Bild, das wir von einem verantwortungsbewußten Erwachsenen haben. Liebe kann ja in Ordnung sein, um Kinder zu zeugen, aber Sex nur aus Spaß und zur Entspannung? Befolgen Sie den Rat von Denise Knowles, wenn Sie alles ein wenig zu ernst nehmen: »Vielleicht sollten Sie wieder mehr Spaß in die Sache bringen.«

Natürlich sollen Eltern ein Sexualleben haben und all das machen, was ihnen Spaß bereitet. Eine gute und glückliche Beziehung zwischen den Eltern (wozu normalerweise auch die körperliche Liebe gehört) dient auch dem Wohl der Kinder. Je entspannter Sie mit Ihrer Sexualität umgehen können, desto wahrscheinlicher ist, daß auch Ihre Kinder später Freude an der Sexualität haben werden. Denn woher kommt denn die Vorstellung, daß Sexualität für Eltern tabu ist? Doch wohl von ihren eigenen

Eltern! Auch wenn Sie Ihre Sexualität nicht vor Ihren Kindern zur Schau stellen wollen, müssen die Kinder spüren, daß Sie einander liebevoll zugetan sind. Auch wenn der Gedanke gewöhnungsbedürftig erscheint, Sexualität *gehört* einfach zum Familienleben. Ihr Sexualleben kann durchaus neben der Elternrolle existieren.

Während der ersten beiden Lebensjahre meines Sohnes fiel es mir schwer, sexuell aktiv zu werden, wenn ich an ihn oder an die Geburt dachte. Eines Nachts haben wir es dann auf eine ganz bestimmte Art gemacht, die wir seit Jahren nicht mehr probiert hatten, wir haben uns nämlich auf der Treppe geliebt. Die Tür zum Zimmer unseres Sohnes war genau am Ende dieser Treppe, und einen Augenblick lang fühlte ich mich schrecklich, obwohl ich wußte, daß er tief und fest schlief. Aber dann dachte ich mir: Das ist doch wirklich zu dumm! Sex gehört zu unserer Familie. Ohne Sex gäbe es ihn gar nicht. Warum also sollte ich Gewissensbisse haben? Und seit damals sind sie weg.
(Natasha, Sohn 3 J.)

Auch Eltern *dürfen*!

Wo soll das Baby schlafen?

Während der Schwangerschaft und nach der Geburt werden Sie wahrscheinlich häufig mit sehr strikten Vorstellungen darüber konfrontiert, wo das Kind zu schlafen habe. Die extremen Meinungen lauten: »Gitterbetten sind Käfige. Der beste und sicherste Platz für ein Kind ist das Bett seiner Mutter oder seiner Eltern.« Oder: »Ein Bett für die ganze Familie ist gefährlich und ungesund. Man sollte es einem Säugling nie gestatten, im Bett seiner Eltern zu schlafen.« Ignorieren Sie beide Ansichten, probieren Sie einfach aus, welche Lösung sich für Sie und Ihr Kind am besten eignet. Manche Kinder schlafen schlecht, wenn sich zwei Körper im selben Bett bewegen. Andere wiederum kuscheln gern. Manche fühlen sich sicher, wenn sie wissen, daß auch ihre Eltern in der Nähe sind, andere genießen ihr eigenes gemütliches Bettchen mehr als das große Doppelbett.
Aber auch nicht alle Erwachsenen sind gleich. Manche bevorzugen es, wenn das Baby bei ihnen ist. Sie wollen es gleich neben sich hören oder seinen Atem fühlen. Oder sie stellen irritiert fest, daß sie von jedem Schnauben oder Wimmern wach werden und kein vernünftiger Schlaf möglich ist. Manche Eltern fürchten, das Kind zu erdrücken oder mit der Decke zu ersticken. Sie müssen zwar auf Ihr Bettzeug und die Temperatur Ihres Kindes achten, sofern Sie aber nicht betrunken sind oder unter Drogeneinfluß stehen, ist es ziemlich unwahrscheinlich, daß Sie Ihr eige-

nes Kind erdrücken werden. Die Nachtruhe ist jedoch gestört, wenn die Sorge zu groß ist.
Manchmal geraten die Eltern in Streit bei der Frage, wo denn nun das Baby schlafen solle. Vor allem Väter finden den Gedanken von Kindern im »Ehebett« unangenehm. In den ersten Monaten sollte man sich für die Lösung entscheiden (sogar, was das Sexualleben betrifft), die am wenigsten ermüdet. Im Zweifelsfall sollte jener Elternteil entscheiden, der die meisten Nächte opfern muß.
Sicherlich kann es schwierig werden, ein Kind wieder an sein eigenes Bett zu gewöhnen, das bis ins Kleinkindalter in Ihrem Bett geschlafen hat (obwohl auch das nicht immer stimmt). Bei einem Säugling besteht dieses Problem sicherlich nicht, und auch bei einem größeren Kind sollte das Abgewöhnen nicht allzu schwierig sein, wenn es nur gelegentlich ins elterliche Bett kommt.
Manche Paare lassen sich von der Anwesenheit des Säuglings im Bett – oder sogar im selben Raum – davon abhalten, miteinander zu schlafen. Dabei ist es gar kein Problem, wenn sich das Baby im Zimmer befindet. Ältere Kinder können einen schon eher irritieren. Sie können aufwachen und nicht verstehen, was die Eltern miteinander machen, vor allem wenn seltsame Geräusche zu hören sind. Vielleicht müssen Sie ihr Kind dann beruhigen und Erklärungen abgeben, auf die Sie nicht vorbereitet sind.
Aber natürlich können Sie einander auch in anderen Räumen lieben, was bisweilen sogar eine gute Idee ist und schließlich zeigt, ob es nun tatsächlich das Kind ist, das stört. Vielleicht einigen Sie sich darauf, daß das Baby ab einem bestimmten Alter oder einer bestimmten Phase in seinem eigenen Bett oder Zimmer schlafen sollte. Sobald das Kind nachts durchschläft oder einige Wochen nach dem Abstillen wäre ein geeigneter Zeitpunkt.
Sie können einen Stubenwagen oder ein kleines Bettchen neben Ihr eigenes Bett stellen, wenn Sie Ihr Kind nahe bei sich haben wollen, und gleichzeitig Ihr Bett für sich allein beanspruchen. Für manche Familien scheint dies ein akzeptabler Kompromiß zu sein – das Kind ist immer da, wenn es gefüttert oder gewickelt werden soll, das Gedränge bleibt aus, und die Nachtruhe ist gerettet.

Arbeit

Der häusliche und außerhäusliche Arbeitsbereich kann nach der Geburt eines Kindes zu großen Spannungen in der Beziehung führen. Die Probleme werden offensichtlich, wenn ein finanzieller Druck hinzukommt.

Eine junge Mutter, die aufgrund einer prekären finanziellen Situation plötzlich wieder arbeiten muß, kann sehr unglücklich sein, aber auch ein Vater, der plötzlich zum Alleinverdiener wird, kann sich sehr unter Druck gesetzt und zu einer bestimmten Arbeit oder Beschäftigung gezwungen sehen. Aber selbst in Fällen, in denen Geld keine entscheidende Rolle spielt, kann die Ankunft eines Kindes das Gleichgewicht Erwerbstätigkeit–Hausarbeit ins Wanken bringen. Zumeist sind die Probleme um so größer, je mehr Veränderung nötig ist.

Wenn einer der Partner von jeher den wichtigeren Beruf und das größere Einkommen hatte, während sich der andere eher für häusliche Belange interessierte, schlüpfen die Partner zumeist problemlos in die Rollen des Außerhaus-Alleinverdieners und der Nurhausfrau. Eine relativ spannungsfreie Situation kann sich auch ergeben, wenn beide Partner ihre berufliche Karriere ganztags und mit Ehrgeiz verfolgen und einen guten Babysitter finden können, so daß sich nach der Geburt des Kindes wenig ändert. In einer solchen Beziehung werden Sie natürlich das Kind und den Partner nicht sehr häufig sehen und auch Kompromisse eingehen müssen.

Die größte und unmittelbarste Bedrohung der Beziehung entsteht häufig dann, wenn sich ein Partner durch den anderen in eine bestimmte Rolle gedrängt fühlt (du solltest arbeiten, du solltest nicht arbeiten, die Mutter meiner Kinder soll zu Hause bleiben, ich habe doch keine langweilige Hausfrau geheiratet) oder wenn einer von beiden eine Karriere aufgibt, die ihm sehr wichtig war, während der andere weiterhin uneingeschränkt arbeitet. Dieser Fall tritt heute immer häufiger ein, weil ja viele Frauen vor der Mutterschaft erfolgreiche Berufskarrieren verfolgt haben.

Der Verlust eines Arbeitsplatzes oder der Karriere kann ein schwerer Schlag sein – auch wenn man sich selbst dafür entscheidet. Sie können in Ihr Baby vernarrt und sicher sein, daß Sie die richtige Entscheidung getroffen haben. Gleichzeitig trauern Sie vielleicht um die Person, die Sie waren – und um das, was Sie mit ihr aufgegeben haben (siehe Depressionen nach der Geburt, S. 124).

Nach Ansicht von Angela Martin, Eheberaterin und Sexualtherapeutin, sind die heutigen Eltern in der Erwartung aufgewachsen, alles zugleich haben zu können. Es ist ein Schock, wenn sie ihren Beruf den Kindern zuliebe aufgeben: »Rollenverlust, Kontaktverlust mit der Außenwelt und Unfähigkeit, sich als eigenständige Person wahrzunehmen, Verlust an Respekt, finanzieller Verlust und weniger Zeit für sich selbst.«

Der Partner, der plötzlich der alleinige Geldverdiener ist, fühlt sich ebenfalls unter Druck gesetzt. Er (oder sie) übernimmt eine neue finanzielle Verantwortung und kann sich in einem bestimmten Beruf oder einer Karriere wie ein Gefangener fühlen. Insgesamt ist aber die Rolle des Geldverdieners in der Gesellschaft leichter, da durch die neue Elternschaft

etwas hinzukommt, während der andere Partner, der seinen Beruf aufgibt und zu Hause beim Kind bleibt – auch wenn dies ein Gewinn ist –, einen Verlust zu beklagen hat.
Die Haltung der Gesellschaft gegenüber haushütenden Eltern tut ein übriges. Suzanne (früher eine erfolgreiche Herausgeberin) suchte mit ihren knapp drei Jahre alten Drillingen einen Sprachtherapeuten auf. Der Therapeut wollte wissen, wieviel beide Eltern jeweils mit den Kindern sprächen. Suzanne antwortete, daß sie während der Woche meist mit den Kindern allein sei und ihr Mann erst nach Hause komme, wenn die Drillinge schon schliefen. Er sei auch am Wochenende ziemlich müde. Sie selbst sei übrigens auch sehr müde, fügte sie hinzu. Der Sprachtherapeut sah sie streng an und sagte: »Dabei arbeiten Sie doch gar nicht.« Mit derartigen Reaktionen sind jedoch nicht nur Mütter konfrontiert, die den ganzen Tag bei ihren Kindern zu Hause sind. Ray arbeitet Teilzeit, um die halbe Woche seine beiden Kinder betreuen zu können.

Wenn ich in der Arbeit sage, daß ich morgen zu Hause bin, kommentieren das die männlichen Kollegen folgendermaßen: »Also machst du dir einen gemütlichen Tag.« Da muß ich sie allerdings korrigieren. Zu Hause wird man ständig gebraucht – »ich bin hungrig, ich muß aufs Klo, wisch mir den Po ab« –, den ganzen Tag. Viele Männer haben keine Ahnung, wie das ist. Vielleicht haben sie anstrengende Jobs, aber sie haben keine Ahnung, wie anstrengend es ist, den ganzen Tag über mit kleinen Kindern zu Hause zu sitzen.

Leider zeigt jedermann Verständnis und Respekt für Beruf und Erwerbstätigkeit außer Haus, nicht jedoch für die Kinderbetreuung. Diese Einstellung ist deshalb so verbreitet, weil der Feminismus der siebziger Jahre und der Materialismus der achtziger Jahre einander hervorragend ergänzt haben, was die Geringschätzung der Hausarbeit betrifft. Marsha arbeitet normalerweise ganztags, blieb aber nach ihren beiden Geburten einige Monate zu Hause.

Zu Hause respektiert dich keiner. Du weißt zwar, daß das Haus noch steht und die Kinder heranwachsen, aber niemand würde das anerkennen. Als ich in Mutterschaftsurlaub war, mußte ich einen Tag lang ins Büro. Ich arbeitete dort eine Kleinigkeit, und eine Kollegin bedankte sich. Das kam richtig überraschend.
Zu Hause arbeitet man Tag für Tag sehr hart, aber auf positive Rückmeldungen oder Dank wartet man vergeblich.
(Marsha, Tochter 4 J., Zwillinge 2 J.)

Diese Haltung der Umgebung trägt selbstverständlich nicht gerade zum Selbstvertrauen oder Selbstbewußtsein des zu Hause tätigen Elternteils bei. Ebenso wie das körperliche Selbstbild die Beziehung und die Sexualität beeinflußt, hat auch das soziale Selbstbild seine Auswirkungen. Am schwierigsten wird die Situation, wenn auch der »arbeitende« Partner die eben beschriebene Haltung einnimmt oder kein Verständnis zeigt. Gegenseitige Wertschätzung gehört ganz wesentlich zu einer glücklichen Beziehung, und das Gefühl, ausgenützt zu werden, kann sich leicht von der Küche und vom Wohnzimmer bis ins Schlafzimmer ausbreiten.
Zum Verlust der beruflichen Identität, der den zu Hause verbleibenden Elternteil trifft, gesellt sich die Realität der täglichen Betreuung kleiner Kinder. Sosehr Sie aber Ihre Kleinen lieben und so befriedigend dies im allgemeinen sein kann, es ist auch extrem harte Arbeit, die sehr anstrengend und zum Teil auch sehr langweilig sein kann. Nur wenige empfinden es als anregende Erfahrung – geschweige denn als Voraussetzung für ein erotisches Auftreten –, wenn man zum wiederholten Mal dasselbe Buch liest oder die Babymahlzeit vom Boden wegwischt.
Der männliche außer Haus tätige Partner versteht den Streß zu Hause meist kaum. Sofern der Vater zum Ganztagsbetreuer wird, hat auch die Mutter zumeist wenigstens einige Wochen oder Monate zu Hause verbracht (obwohl auch sie vergessen kann, was sie erlebt hat). Nur wenige Väter betreuen ihre Kinder auch nur wenige Stunden völlig allein, geschweige denn tage- oder wochenlang. Peter McDonald beschrieb in der Zeitschrift *She* unter der Überschrift »Männer haben keine Ahnung von der Mutterschaft« die Zeit, als er seine drei Kinder im Alter von sechs Jahren, einundzwanzig und vier Monaten drei Wochen lang betreuen mußte, weil seine Frau im Krankenhaus war:

Ich hatte immer geglaubt, ich könnte mit fast jeder Situation zurechtkommen. Als Chirurg habe ich immer viel zu tun und muß häufig mehrere Aufgaben gleichzeitig erledigen, beispielsweise eine Blutung stillen, mit einem Verwandten sprechen und an mein neuestes Forschungsprojekt denken.
Bis damals meinte ich immer, ich sei einigermaßen geschickt und würde fast alle Situationen meistern. Aber meine Selbsteinschätzung muß wohl völlig falsch gewesen sein ...
Ich hatte immer damit geprahlt, auch zu Hause meinen Mann zu stehen – als gelegentlicher Tellerwäscher und Windelwechsler, die man samstags im Kaufhaus trifft. Ich betrachtete mich so sehr als Teil unseres idyllischen Familienlebens, daß ich ziemlich gereizt reagierte, wenn meine Frau mich in ihren gut eingespielten Tagesablauf hineinzwängen wollte. Als ich schließlich in die Pflicht genommen wurde, fühlte ich mich nicht wie ein Anfänger. Das hätte ich aber zumindest als Ausrede für das folgende Chaos verwenden können ...

Der Hinweis möge genügen, daß ich um zehn Uhr abends ... ohnmächtig in mein Bett fiel. Noch nie war ich so müde gewesen. Nicht einmal, als ich im Himalaja zum Bergsteigen war, und sicherlich nicht nach einem Arbeitswochenende im Krankenhaus.
Als ich meine Frau besuchte, der ja selbst litt und schrecklich aussah, sagte ich zu ihr: »Liebling, du siehst ja vergleichsweise wunderbar aus!« Ohne die Diskrepanz unserer Aussagen zu bemerken, gab sie zur Antwort: »Guter Gott, du siehst ja aus wie ein Gespenst!«
Wenn ich mich heute allmorgendlich um sieben Uhr in die U-Bahn zwänge und dabei vielleicht aussehe wie ein gehetzter Pendler, weiß ich wenigstens, wer von uns beiden der Glückliche ist.

Ein Vater, der häufig durchgehend mehrere Tage hintereinander an seinem Arbeitsplatz verbringt, war einmal einen Tag lang mit seinen einjährigen Zwillingen allein. Bei Tagesanbruch des nächsten Morgens flehte er seine Frau an, sie möge nach Hause kommen, da er »noch nicht einmal Zeit zum Essen« gehabt habe.
Schließlich kommt der »arbeitende« Partner abends nach Hause und erwartet in Gedanken eine saubere, aufgeräumte Wohnung, das Essen auf dem Tisch, ein schlafendes, duftendes Baby und eine entspannte, interessante und erotische Partnerin (oder Partner), wohingegen er in der Realität etwas völlig anderes antrifft. Wenn er nun auch so uneingeschränkt wie früher kommen und gehen, länger arbeiten oder ausgehen möchte, ist die Wahrscheinlichkeit groß, daß er abends einen erschöpften, gestreßten und mit Babynahrung bekleckerten Partner antrifft, der außerdem auch noch vorwurfsvoll und verstimmt ist – und das sicher nicht ohne Grund.
Ruth Grigg von der britischen Familienplanungsorganisation sagt: »Mein Mann und ich trafen nach der Geburt unseres ersten Kindes eine Vereinbarung: *Keine* Spätarbeit, *keine* Abendsitzungen und *kein* Gesellschaftsleben nach der Arbeit. Bisher hat es geklappt. Männer (oder jener Elternteil, der auswärts arbeitet) müssen verstehen, daß ihre Partner zu Hause schuften, während sie außer Haus tätig sind. Mit jeder Stunde, die sie ohne Dringlichkeit von zu Hause wegbleiben, bürden sie ihren Partnern Überstunden auf.«
Natürlich kommt es immer wieder vor, daß man Überstunden machen muß. Das ist zwar nicht so häufig, wie es sich manche Leute wünschen, aber sollte es tatsächlich geschehen, kann man dies ja zuvor ankündigen. Ein wesentliches Gebot für den außer Haus arbeitenden Partner lautet: Halte deine Versprechen! Wenn Sie versprochen haben, um sechs Uhr zu Hause zu sein, sollten Sie auch dasein! Ist das Kind erst einmal alt genug, wird es auf Sie warten, und Ihr Partner verläßt sich auf Sie.

Nach einem anstrengenden Tag mit dem Kind lebt man auf den Augenblick hin, in dem die Hilfe eintrifft und man mit jemandem sprechen kann. Man sieht ständig auf die Uhr und denkt: »Ich muß nur noch die nächste Stunde, halbe Stunde, zehn Minuten überstehen.« Trifft der Partner dann nicht ein, kommt er eine halbe Stunde, vielleicht sogar nur zehn Minuten zu spät, könnte man ihn bereits kaltlächelnd ermorden. Womöglich hat man so auf ihn gewartet, nur um allein aufs Klo gehen zu können. (Chrissie, Sohn 2 J.)

Innerhalb eines Jahres nach der Geburt eines Kindes haben die meisten Paare ihre tägliche Routine, ihre Erwartungen und die Schlafenszeiten der Kinder weitgehend im Griff. Dadurch läßt der Druck auf beide Elternteile nach – zumindest bis sich das nächste Kind einstellt. Manchmal entdeckt ein Partner – meistens die Frau –, daß er für die ihre aufgezwungene oder selbstgewählte Rolle nicht geschaffen ist, egal, wie diese Rolle aussieht.
Es kann ziemlich schwierig sein zuzugeben, daß einen die Rolle im Leben unglücklich macht – vor allem, wenn diese Rolle den Erwartungen an das eigene Geschlecht entspricht. Ein Mann gilt als »unmännlich«, wenn er eingesteht, daß er die finanzielle Verantwortung nicht übernehmen kann und es nicht aushält, sein Baby tagsüber nie zu sehen. Die Frau wird als »Rabenmutter« bezeichnet, wenn sie immer depressiver wird, weil sie allein mit dem Kind zu Hause sitzt. Frauen haben aber oft auch das gegenteilige Problem. In manchen Kreisen gelten Frauen, die ihre Karriere aufgeben, um sich zu Hause um die Kinder zu kümmern, als nichtsnutzige, abhängige Heimchen.
Auch wenn es Ihnen schwerfällt, müssen Sie all diesen Unsinn einfach ignorieren und das tun, was für Sie und Ihre Familie richtig ist. Belasten Sie sich nicht mit Schuldgefühlen, die allen Eltern drohen – vor allem aber den Müttern. Penny Mansfield von der Ehe- und Partnerschafts-Forschungsorganisation One Plus One rät: »Bringen Sie das nötige Verständnis für sich selbst auf, und sagen Sie sich: ›Ich bin die beste Mutter/der beste Vater, die/der ich sein kann.‹« Unglück ist eine ungeeignete Voraussetzung für gute Elternschaft. Penny selbst benötigte nach der Geburt ihres ersten Kindes sieben Monate, um mit der Kombination Beruf/ Mutterschaft zurechtzukommen:

Ich wollte unbedingt beweisen, daß das Baby meiner Karriere keinen Abbruch tat. Als es sieben Monate alt war, dachte ich: Nein, es ist einfach vorbei. Es wird nie wieder so sein wie früher. Ich bin eine Mutter, die arbeitet, keine arbeitende Mutter. Ich fühlte mich unglaublich erleichtert – und es tat mir leid, daß ich nicht früher dahintergekommen war. Wem wollte ich eigentlich etwas beweisen? Wohl mir selbst.

Penny reduzierte ihr Arbeitspensum, gestaltete ihr Leben flexibler und hatte so mehr Zeit für ihre Tochter.
Judith, eine Rechtsanwältin, wollte wieder arbeiten, wenn ihr Baby sechs Monate alt war. Als sie sich schließlich nach einem Babysitter umsah, bekam sie plötzlich unerklärliche Schmerzen und konnte nicht mehr schlafen. Ihr Ehemann schlug ihr vor, doch lieber selbst beim Baby zu Hause zu bleiben. Plötzlich verschwanden die Schmerzen, und Judith konnte auch wieder gut schlafen. Verschiedene Frauen müssen unterschiedliche Entscheidungen treffen:

Ich brauchte zwei lange Jahre, bis ich erkannte, daß ich wieder aus dem Haus und meine berufliche Identität wiederfinden mußte. Das konnte ich erst, als ich bemerkte, daß mein Sohn unter dem argen Zustand litt, in dem ich mich befand. Auch die Beziehung zu meinem Partner war schon länger nicht mehr in Ordnung. Ich warf ihm vor, daß er einen Beruf hatte und als mündiger Erwachsener kommen und gehen konnte. Mein Gefühl sagte mir, daß ich eine erfolgreiche und aufregende berufliche Karriere aufgegeben hatte, um Mutter zu werden, was mir aber viel weniger entsprach. Schließlich fand ich eine ausgezeichnete Lösung in Form einer Kindergruppe und konnte endlich wieder halbtags arbeiten. Wir sind heute alle viel glücklicher. (Natasha, Sohn 3 J.)
Ich begann wieder halbtags zu arbeiten, als meine Tochter sechs Monate alt war. Meiner Meinung nach war das die beste Lösung. Unser Liebesleben normalisierte sich. Ich hatte mehr Zeit für mich, fühlte mich wieder normal und als vollwertiges Mitglied der Gesellschaft. Ich liebte meine Tochter zwar, konnte es aber nicht aushalten, ständig – vor allem im Winter – mit einem völlig untätigen Baby zu Hause zu sitzen. Ich stritt ununterbrochen mit meinem Mann. Außerdem mußte ich ihn um Geld bitten, was ich nie zuvor nötig hatte. Es war einfach schrecklich. Sogar das Baby scheint jetzt glücklicher zu sein. (Sarita, Tochter 1 J.)

Für Männer stellt sich das Problem häufig später. Hören wir wieder Penny Mansfield:

Männer finden Kinder mit vier oder fünf Jahren interessanter und müssen sich dann auch der offen geäußerten Enttäuschung stellen. Das Kind sagt ganz direkt: »Papa, warum kommst du nicht zu unserem Laternenfest?« und bewirkt damit viel mehr als die Mutter, die vielleicht vorwurfsvoll sagt: »Sie wird sicher enttäuscht sein, wenn du nicht zum Kindergartenfest kommst.« Auch Mütter, die bisher ihre berufliche Karriere noch nicht geopfert haben, haben in diesem Alter häufig mit der Enttäuschung ihrer Kinder zu kämpfen und stehen vor demselben Problem wie ihre Männer.

In diesem Stadium kann es zu einem Konflikt zwischen dem Beruf, der die Grundlage des Familieneinkommens (und vielleicht auch der Identität des Vaters) bildet, und dem Wunsch nach mehr Zeit und Flexibilität kommen. Es ist möglich, beidem gerecht zu werden, ohne der Karriere allzusehr zu schaden. Natürlich kann man die berufliche Arbeit ausdehnen, bis sie die gesamte verfügbare Zeit in Anspruch nimmt. Ein typisches »Arbeitstier« findet auch stets einen Grund, viel länger und härter zu arbeiten, als es eigentlich erforderlich wäre. Gleichzeitig gibt es wahrscheinlich andere, die mit Freude die Geschäftsreisen ins Ausland übernehmen würden.
Wenn Sie glauben, daß eine drastischere Veränderung erforderlich wird, müssen Sie unter Umständen einen Arbeitsplatzwechsel ins Auge fassen, Ihren Arbeitsvertrag überdenken (gäbe es eine Möglichkeit des Job-sharing?) oder sich einfach die Zeit nehmen, die Sie brauchen. Gleichzeitig müssen Sie damit rechnen, daß andere Sie auf der Karriereleiter überholen könnten – obwohl das keineswegs immer passiert.
Manche Männer können die Entscheidung, aus dem Wettbewerb auszutreten, sich gewissermaßen aus dem Konkurrenzkampf davonzustehlen, nur schwer mit ihrer Männlichkeit vereinbaren. Sie leiden dann unter mangelndem Selbstbewußtsein, und Auswirkungen auf die Beziehung lassen meist nicht lange auf sich warten. Unter diesen Folgen können auch Frauen leiden, wenn sie sich von ihrem beruflichen Ehrgeiz verabschieden. Fazit bleibt: Sie müssen Prioritäten setzen, mögliche Kompromisse eingehen und erkennen, welche Lösung für Sie und Ihre Familie am besten ist.
Kein Partner sollte glauben, daß die Arbeitssituation wegen des Arbeitgebers oder der finanziellen Situation unabänderlich ist. Vom Arbeitgeber bekommen Sie sicher nichts, wonach Sie nicht fragen – manche Firmen haben schon heute familienfreundliche Arbeitszeitmodelle, von denen Männer vielleicht gar nichts wissen, geschweige denn sie in Anspruch nehmen.
Wenn einer oder beide Partner zu Hause sehr unglücklich sind, muß die gesamte Situation neu überdacht werden. Natürlich kann man nicht jede beliebige Geldeinbuße verkraften, nur um einen Elternteil länger zu Hause zu haben. Vielleicht kommen Sie aber zu der Ansicht, daß gewisse Einkommenseinbußen das geringere Übel darstellen. Möglicherweise können Sie nicht viel ändern, um schlechte Arbeitszeiten zu verbessern – Sie können aber dem zu Hause tätigen Partner einen halben Tag oder einen Abend Erholung von den Kindern oder dem berufstätigen Partner einen halben Tag mit den Kindern gönnen. Wenn Sie die Lage offen betrachten, werden Sie irgendwann sicherlich den richtigen Kompromiß in Sachen Arbeitszeiten finden.

Die Wochenbettdepression, die häufig am vierten Tag auftritt und einige Tage andauert, ist ganz normal. Sie brauchen sich deshalb nicht zu sorgen, mit ein wenig Verständnis ist die Sache leicht zu beheben (siehe S. 58). Wenn sich die Depression aber verschlimmert und nach einigen Wochen noch nicht verschwunden ist, kann es sich um eine sogenannte postnatale Depression (PND) handeln.

Postnatale Depressionen lassen sich nur schwer definieren. Sie sind in einer Bandbreite von der schweren und hartnäckigen Version der Wochenbettdepression bis hin zu psychotischen Störungen, die im Krankenhaus behandelt werden sollten, anzutreffen. Zwischen zehn und zwanzig Prozent aller Frauen leiden wahrscheinlich unter einer Form der PND, obwohl sie bei vielen nie festgestellt wird. Es ist nicht verwunderlich, daß Beziehungsprobleme und andere soziale Streßfaktoren zu einem gehäuften Auftreten von PND führen.

Dabei können ganz unterschiedliche Symptome zu beobachten sein. Manche Frauen leiden unter Niedergeschlagenheit und Lethargie, einem Gefühl der Unfähigkeit im Umgang mit dem Kind, Angst- oder Panikattacken (vor allem beim Einkaufen und bei Fahrten mit öffentlichen Verkehrsmitteln), was die Furcht hervorrufen kann, das Haus überhaupt zu verlassen. Andere leiden unter unbegründeten Ängsten, der Sorge, dem Baby weh zu tun, ungeklärten Schmerzen und Beschwerden, Traurigkeit und häufigem (meist unerklärlichem) Weinen oder ständiger Reizbarkeit, Spannung und Konzentrationsschwäche. Sie sind selbst geringsten Anstrengungen nicht gewachsen, haben mit Einschlafstörungen, der Unfähigkeit zur Entspannung, schlechtem Appetit und Lustlosigkeit in sexuellen Dingen zu kämpfen (obwohl Frauen das Interesse am Geschlechtsverkehr nach der Geburt auch ohne zugrundeliegende Depression verlieren können). Frauen entwickeln häufig zusätzlich ein Schuldgefühl, weil sie sich der Mutterschaft nicht gewachsen fühlen, was die Situation nur verschärft. Die Ursache dieser Depressionen ist unbekannt, wahrscheinlich handelt es sich um ein Zusammenspiel von hormonellen und emotionalen Faktoren. Es gibt zwar keine rasche Heilung, Sie sollten aber in jedem Fall Hilfe in Anspruch nehmen, wenn Sie nach der Geburt sehr niedergeschlagen sind.

Frauen, die nach einer Geburt depressiv sind (wie man diese Depression auch bezeichnen will), brauchen sehr viel praktische und emotionale Unterstützung. Sie benötigen viel Ruhe (auch wenn sie nicht schlafen), müssen gut essen (deprimierte Frauen vergessen manchmal zu essen) und Bestätigung finden, was ihre Fähigkeiten als Mutter und ihren persönlichen Wert betrifft. Man darf sie nicht auffordern, sich zusammenzureißen. Die Frauen sollten sich keinen zusätzlichen Streß aufbürden (einen Umzug oder wichtige Entscheidungen), sondern ausgehen und Freunde treffen (auch wenn man ihnen sehr zureden muß, bis sie sich entschließen). Schließlich muß man sich vor Augen halten, daß eine postnatale Depression nur vorübergehend ist. Vor allem aber muß man frei über seine Sorgen und Gefühle sprechen können und dazu einen verständnisvollen, mitfühlenden Gesprächspartner haben – möglichst sogar eine Kombination: den Partner, eine andere Mutter, die ebenfalls unter postnatalen Depressionen gelitten hat, und einen erfahrenen Berater. Bei Arztbesuchen oder Beratungsterminen sollte auch der Partner anwesend sein.

Postnatale Depressionen werden häufig medikamentös mit Antidepressiva behandelt. Einige Symptome können dabei verschwinden, und man kann sich besser von den Ursachen der Depression erholen. Diese Medikamente verschreibt der Arzt, gleichzeitig sollten immer Gespräche und Beratungen stattfinden. Stillende Mütter erhalten trizyklische Antidepressiva. Monoaminoxidasehemmer sollten vermieden werden. Vitamin-B_6-Zusatzgaben oder ein Multivitaminpräparat, das Vitamin B_6 enthält, können helfen. Man sollte jedoch nicht mehr als 50 mg Vitamin B_6 pro Tag zu sich nehmen, da höhere Dosen die Milchproduktion verringern.

Das Zusammenleben mit einer Frau, die unter postnatalen Depressionen leidet, kann sehr problematisch sein. Aber das Leben ohne sie ist wahrscheinlich noch schwieriger. In einer Studie wurde festgestellt, daß mehr als fünfzig Prozent der Partner von Frauen, die mit schweren postnatalen Depressionen in eine Mutter-Kind-Abteilung eines Krankenhauses aufgenommen worden waren, selbst klinisch depressiv waren. Dies ist wohl ein Hinweis darauf, daß postnatale Depressionen als Familienproblem zu behandeln sind. Die Väter sollten bei Beratung und Therapie anwesend sein und möglichst gemeinsam mit ihren Partnerinnen Hilfe in Selbsthilfegruppen suchen.

So mancher junge Vater fühlt sich ebenfalls nach der Geburt ziemlich niedergeschlagen, und zwar unabhängig davon, ob seine Frau an PND leidet oder nicht. Diese Erkenntnis ist relativ neu und noch weniger erforscht als die weibliche Depression nach der Geburt. Simon Lovestone, Autor der Studie über die Partner von PND-Patientinnen: »Das Problem ist natürlich bei Frauen viel häufiger, aber meiner Meinung nach leiden auch einige Männer unter PND.«

Bei Männern ist aus naheliegenden Gründen nicht das körperliche Problem ausschlaggebend, aber ansonsten sind vermutlich die Gründe sehr ähnlich – Abbruch von Beziehungen, vermehrte Verantwortung, Verlust der Freiheit, neues Aufkeimen von Gefühlen in bezug auf die eigene Kindheit, emotionale Verwirrung, wenn sich die vermeintlich »freudige« Zeit

als eher problematisch herausstellt. Junge Väter haben weniger mit Veränderungen zu kämpfen als junge Mütter. Sie bekommen aber auch weniger Hilfe. Wenden Sie sich in diesem Fall an Menschen, mit denen Sie sprechen können (Gruppen oder Einzelpersonen), und nehmen Sie Kontakt mit einer Selbsthilfegruppe auf.
Ein fehlendes Sexualleben kann die Probleme in bezug auf die Depression noch verstärken. Libidoverlust ist ein häufiges Symptom bei PND-Müttern, das sexuelle Interesse kehrt unter Umständen im Zuge der Gesundung erst zuletzt zurück. Dies kann eine monatelange Durststrecke ohne Sexualität bedeuten.

Ich hatte damit gerechnet, nach der Geburt ein wenig warten zu müssen – vielleicht zwei Monate lang. Aber auch nach drei Monaten wollte Lorraine noch keinen Sex. Als wir es schließlich versuchten, tat es ihr weh. Einige Monate später wurde mir schließlich klar, daß irgend etwas nicht stimmte. Ich kam eines Nachts ins Zimmer und hörte das Baby schreien und meine Frau zurückschreien, außerdem hatte sie Panikattacken im Supermarkt und in der Kirche. Unser Sohn war schon neun Monate alt, als man schließlich PND diagnostizierte.
Lorraine bekam Antidepressiva, und eine Psychotherapeutin besuchte uns ein Jahr lang zu Hause. Langsam konnten wir unser Liebesleben wiederaufnehmen. Die Therapeutin riet uns zu sanften, harmlosen Berührungen, dann zu oralem Sex und gegenseitigem Streicheln, also immer langsam ein Schritt nach dem anderen. Es schien sehr vernünftig, und es funktionierte auch. Ich glaube, nach der Diagnose dauerte es noch weitere neun Monate, bis wir wieder richtigen Sex miteinander hatten.
Wahrscheinlich machte sich Lorraine Sorgen, daß sie mich nicht befriedigen konnte. Vielleicht ist mein Sexualtrieb nicht ganz so stark ausgeprägt wie bei anderen Leuten, aber mir war es einfach wichtiger, daß sich Lorraine erholen konnte. Man muß da sehr verständnisvoll sein. Heute lieben wir einander genauso oft und gut wie früher. Es ist nichts zurückgeblieben.
(Mike, Sohn 3 J.)

Nicht immer kehrt die Lust auf körperliche Liebe schließlich zurück. Victoria Lehman, Sexualtherapeutin und PND-Spezialistin: »Einige Frauen berichten, daß sie von ihren Männern weniger Hilfe und Unterstützung bekommen, wenn sie nachgeben und sich auf Sex einlassen, weil diese dann glauben, es ginge ihnen schon besser.« Die Männer sollten ihren Frauen versichern, daß sie nicht glauben, alles sei wieder in Ordnung, nur weil sie Geschlechtsverkehr miteinander haben. Vor allem aber sollte man sich immer vor Augen halten, daß eine postnatale Depression nicht ewig dauert. Irgendwann *wird* es besser. (Lesen Sie später, wie Sie es ohne körperliche Liebe durchstehen und Ihre Liebesbeziehung wiederaufnehmen können.)

Kommunikation mit dem Partner

Männer und Frauen sind verschieden, vor allem was die Sexualität angeht. Rein körperlich ist das einleuchtend, aber auch im Gefühlsleben gibt es Unterschiede. Jane Hawksley von Relate berichtet: »Männer betrachten Sexualität als Bestärkung und Bestätigung, daß sie geliebt werden. Frauen sehen Sexualität weder als Bestärkung noch als Bestätigung, sondern als etwas an, das stattfindet, wenn die Liebe (schon) da ist. Männer und Frauen nähern sich der Sexualität von entgegengesetzten Polen, und dabei kann ein ziemliches Durcheinander entstehen.«

Natürlich gibt es auch Ausnahmen, aber im allgemeinen benötigen Männer körperliche Liebe, um sich geliebt zu fühlen, während sich Frauen geliebt fühlen müssen, um Geschlechtsverkehr zu haben. Dies sollte man wissen, um einander besser zu verstehen. Gleichzeitig erklärt es, warum weniger Sexualität und Kommunikation untereinander so rasch zu heftigem emotionalem Streß führen können. Auch wenn dies stark verallgemeinert gesprochen ist, sollten Sie den Ausführungen einfach das entnehmen, was auf Sie zutrifft ...

Männer, die zuwenig körperliche Liebe erhalten, fühlen sich zuwenig geliebt. Man muß ihnen versichern, daß sie trotzdem geliebt werden und geringes Interesse an Sexualität nicht mit mangelndem Interesse an ihnen gleichzusetzen ist, daß das Kind nicht ihren Platz eingenommen hat und die körperliche Beziehung zur passenden Zeit zurückkehren wird. Männer müssen sich als Teil der jungen Familie fühlen können, und man muß ihnen ein wenig Aufmerksamkeit schenken. Sie brauchen auch körperliche Zuneigung, aber sie müssen wissen, wie die Dinge stehen – handelt es sich um ein Vorspiel oder um rein platonisches Kuscheln?

Frauen müssen das Gefühl haben, daß alle Schmerzen, die Erschöpfung oder der Libidoverlust nach der Geburt (oder was immer sie davon abhält, mit ihrem Partner zu schlafen) auf Verständnis stoßen. Sie müssen sich geliebt und wertvoll fühlen, ohne dem Druck zu körperlicher Liebe ausgesetzt zu sein. Sie müssen in der Lage sein, Zuneigung zu geben und zu bekommen, ohne fürchten zu müssen, daß dies in jedem Fall zu körperlicher Liebe oder der Mühe und den Schuldgefühlen führt, die es bedeutet, den Partner abzuweisen. Sie brauchen Zeit sowie Beachtung und Aufmerksamkeit als Person. Peter Walker, der Gruppen für junge Väter organisiert, meint, daß Männer nicht mit ihren Frauen sprechen und dann selbstverständlich Sex erwarten können.

Sprechen ist sehr wichtig. Sie leben womöglich nebeneinanderher. Ihr Tagesablauf ist heute vermutlich so verschieden, wie er das früher nie war. Sie müssen wissen, was der Partner tut oder wie er sich fühlt, oder sie können einander verlieren.
Miteinander zu sprechen ist zumeist auch die einzige Möglichkeit, dem Partner seine Liebe zu versichern und Mißverständnissen vorzubeugen oder sie auszuräumen. Es hat keinen Sinn, Überlegungen anzustellen, wie es dem anderen wohl gehen könnte – wahrscheinlich liegt man ohnehin völlig falsch. Wenn Sie die Zeichen zu oft falsch deuten (zum Beispiel Kuscheln als grünes Licht für Geschlechtsverkehr oder als Zwang dazu mißdeuten), beginnt Ihr Partner vielleicht, sich zurückzuziehen. Fragen Sie nach dem Befinden Ihres Partners, und gehen Sie nicht gleich die Wände hoch, wenn Ihnen die Antwort nicht gefällt. Es mag oft sehr schwer sein, ruhig zu bleiben, vor allem wenn sich schon einiges an Ärger und Vorwürfen angesammelt hat. Versuchen Sie ein wenig förmlicher an eine Aussprache heranzugehen: »Vielleicht sollten wir über ... sprechen. Du sagst einfach, wie es dir geht, und ich unterbreche dich nicht. Dann sage ich dir, wie ich mich fühle, und du unterbrichst mich nicht.« Damit haben Sie zumindest einen Anfang gemacht.
Männer können ihre Gefühle häufig weniger gut erklären als Frauen und haben die größere Angst, sie ihrer Partnerin oder anderen einzugestehen, wie Janine feststellte. Sie fühlte sich vier Monate nach der sehr schweren Geburt ihres Kindes noch immer niedergeschlagen. Sie konnte den Gedanken an Sexualität nicht ertragen und hatte eine Abneigung gegen ihren Partner, der einfach nicht verstehen wollte, daß nicht alles glattging.

Eines Tages gingen wir mit einem anderen Paar aus, das ebenfalls ein kleines Kind hatte. Ich sprach mit der anderen Frau, und auch die beiden Männer redeten miteinander. Es stellte sich heraus, daß diese Frau ganz ähnliche Gefühle hatte wie ich – worauf es mir gleich besserging.
Ihr Mann ist genau wie meiner – immer lustig und gesellig –, und alles ist in Ordnung. Wir – die beiden Frauen – sprachen ganz offen miteinander, und irgendwann fiel der Ausspruch: »Ach Sex – was ist das? Ich erinnere mich dunkel.« Unsere Männer waren entsetzt. Sie hätten einfach weiterhin so getan, als sei alles in Ordnung. (Janine, Tochter 4 Mon.)

Die Vogel-Strauß-Politik ist zwar ein bekanntes Phänomen, aber nicht unbedingt hilfreich. Man muß zumindest sich selbst und dem Partner gegenüber ehrlich sein. Auch Gespräche mit anderen Eltern können sich als nützlich erweisen. Vielleicht werden Sie feststellen, daß sich andere in einer vergleichbaren Situation befinden. Vielleicht ergeben sich auch Möglichkeiten, wie sich die Lage verbessern läßt.

Die ersten Wochen oder Monate nach einer Geburt sind in vielen Fällen Brachland in sexueller Hinsicht. Jerri Thoman, Organisator von Schwangerschaftskursen und Stillberater, hält dies für eine einseitige Ansichtsweise. »Das Jahr der Schwangerschaft und Stillzeit ist eigentlich ein sehr kurzer Abschnitt im Leben. Wenn man sich gerade mitten darin befindet, glaubt man dies nicht, aber tatsächlich läuft alles ziemlich rasch ab. Man sollte sich eine langfristige Sichtweise aneignen.«
Es ist völlig sinnlos, Druck auszuüben, um körperliche Liebe zu bekommen, oder sich einem solchen Druck zu beugen. Die Frau muß lernen, nein zu sagen, wobei der Mann gleichzeitig wissen muß, daß sie nur die Sexualität, nicht aber ihn selbst ablehnt. Der Mann wiederum sollte wissen, daß Frauen häufig schwer nein sagen können. Dies kann zur Folge haben, daß die Frau mit ihm schläft und es schrecklich findet (und vielleicht sich selbst und auch den Mann haßt) oder nein sagt und sofort Schuldgefühle entwickelt, was ebenfalls langfristig gesehen ungünstig ist.
Sie sollten zuerst miteinander sprechen (siehe Kommunikation mit dem Partner, S. 127). Wenn Sie offen über die Defizite auf sexuellem Gebiet sprechen und vielleicht sogar darüber lachen, werden Sie schon bald besser damit umgehen können. Wenn Sie sich beide sozusagen auf dieselbe Seite stellen können, anstatt einander gegenüberzustehen, trägt dies sehr zu Ihrem Glück und zu den Chancen einer Wiederaufnahme der sexuellen Beziehungen zur geeigneten Zeit bei.
Das Gefühl, daß etwas Sie beide »angeht«, stellt sich leichter ein, wenn Sie beide viel mit den Kindern zu tun haben. Susan und David arbeiten beide zu Hause und haben in fünf Jahren vier Kinder bekommen. Sie geben übereinstimmend an, daß sie während dieser Zeit kaum Sex hatten, daß ihre Beziehung aber trotzdem »blühte und gedieh«. Ihre Interessen wurden durch die Geburt der Kinder nicht geteilt, sondern verbunden.

Wir kümmern uns beide intensiv um die Familie. Wir verbringen beinahe unsere ganze Zeit und Energie mit der Familie, und selbst wenn wir allein sind, sprechen wir hauptsächlich über die Familie. Unsere Beziehung ist noch immer sehr eng, herzlich und intim – heute mehr als früher. (David)

Es ist sehr wichtig, die Intimität zu bewahren. Viele Beziehungen beruhen wegen dieser Intimität auf Sexualität, und wenn der sexuelle Kontakt ausfällt, besteht auch Gefahr, daß die Intimität verlorengeht. Das trifft vor allem dann zu, wenn Kuscheln als Vorspiel mißdeutet wird, was zu Ablehnung und Zurückweisung führt. Es muß klarsein, daß Kuscheln und Küssen keine Einladung und kein Zwang zum Geschlechtsverkehr sind.

Man muß es nehmen und als das genießen, was es ist (und Kuscheln ist wichtig). Was danach geschieht, muß sich erst zeigen, so als hätte man gar keine Zärtlichkeiten ausgetauscht. Massage kann eine sehr nützliche Form nichtsexuellen Körperkontakts sein. Massieren Sie einander gegenseitig die Schultern oder den ganzen Körper, je nachdem, wieviel Zeit, Energie und Erfahrung Sie haben. Aber glauben Sie auch hier nicht, daß Massagen zu sexuellem Kontakt führen müssen.

So unromantisch es auch klingen mag – man kann am einfachsten feststellen, ob der Partner sexuellen Kontakt will oder nicht, indem man ihn danach fragt. Dann hat der Partner zumindest die Möglichkeit zu antworten. Auch wenn die Antwort nicht ja lautet, könnte sie etwa so aussehen: »Nein, leider, eigentlich nicht, aber ich würde gern ein bißchen kuscheln/ ich mag es, wenn du die Arme um mich legst.« Niedergeschrieben auf Papier mag das ziemlich künstlich klingen, aber Sie geben einander auf diese Weise die Möglichkeit, ohne Zurückweisung und Schuldgefühl zu entscheiden.

Hinsichtlich der sexuellen Bedürfnisse geben Sexualtherapeuten häufig den Rat, jeder solle die Verantwortung für seine eigene Sexualität und nicht für die des Partners übernehmen. Therapeutin Jane Hawksley erklärt:

Zu den Männern sage ich: »Was haben Sie eigentlich getan, bevor Sie verheiratet waren (oder eine Partnerin hatten)? Wahrscheinlich haben Sie masturbiert. Vielleicht sollten Sie darauf wieder zurückgreifen. Befriedigen Sie doch Ihre grundlegenden sexuellen Bedürfnisse eine Zeitlang selbst ...«

Zu den Frauen sage ich: »Sie sind nicht für seine Erektion verantwortlich. Das bedeutet nur, daß er Sie begehrt. Vielleicht ist er nicht einmal auf Sex aus. Frauen kommen häufig mit einem erigierten Penis nicht zurecht. In unserer Kultur haben Frauen das Gefühl, sie müßten da etwas unternehmen ...«

Ich sage den Männern: »Wenn Sie Ihre Erektion nicht beachten, vergeht sie von selbst. Auch der Mann muß verstehen, daß er erregt sein kann, ohne unbedingt etwas in dieser Richtung tun zu müssen.«

Manche Paare fühlen sich von der Vorstellung der Selbstbefriedigung (egal, ob beim Mann oder bei der Frau) abgestoßen. Sie fühlen sich schuldig. Dies ist jedoch nicht nötig. Masturbation ist nicht verwerflich, und in Zeiten unterschiedlicher sexueller Bedürfnisse, bei Trennung oder sexuellem Streß kann sie sogar sehr nützlich sein.

Jane Hawksley meint: »Bei Frauen vermindert die Masturbation die Lust auf Sex nicht und ist auch nicht schädlich. Sie kann es ihnen ermöglichen, ihren sexuellen Gefühlen wieder auf die Spur zu kommen, und der Erfolg ist ihnen sicher. Sie können durch Selbstbefriedigung wieder die Gewißheit erlangen, daß sie ein sexuelles Wesen sind.«

Männer machen sich bisweilen Sorgen wegen der Phantasien, die sie beim Masturbieren haben. Darauf meinen Sexualtherapeuten, daß jeder Mann Phantasien hat und daß dies ganz normal und gesund ist. Es ist auch gleichgültig, worum sich Ihre Phantasien drehen (sollten sie sehr gewalttätig oder unangenehm sein, können Sie ja versuchen, etwas Angenehmeres zu finden). Phantasien werden erst zum Problem, wenn Sie versuchen, sie in die Praxis umzusetzen. Bei manchen Paaren, wie bei Sam und Camilla, klappt es mit Masturbation und Phantasie ausgezeichnet.

Wenn ich mir Erleichterung verschaffen muß, dann muß das sein, und ich tue es einfach. Wenn ich will, kann ich auch im Bett masturbieren. Ich erwarte (oder will) gar nicht, daß meine Frau sich da irgendwie beteiligt. Manchmal sage ich zu ihr: »Ich möchte ein bißchen allein sein.« Sie versteht das. Allerdings hat es ziemlich lange gedauert, bis wir soweit waren. Es war nicht gleich zu Beginn unserer Beziehung so, sondern es wurde im Laufe der Zeit möglich. Wir reden ziemlich viel miteinander. Das hat es in der Zeit der Schwangerschaft und unmittelbar nach der Geburt viel leichter gemacht. Wir reden auch über unsere sexuellen Phantasien. Sie kennt meine, und ich kenne ihre. Gedanken sind schließlich frei, oder?
Nach der Geburt der Kinder fragte ich: »Kannst du schon?« oder »Könntest du es dir schon vorstellen?« Da sagte sie zu Beginn: »Nein, ich bin noch nicht soweit,« oder »Ich fürchte mich ein wenig« – und da warteten wir eben noch. Nach der ersten Geburt dauerte das vier, nach der zweiten sieben Wochen lang. Beim zweiten Mal sagte sie dann sogar: »Jetzt hätte ich richtig Lust.« Camilla weiß, daß die Entscheidung bei ihr liegt. Wenn ich zu weit in sie eindringe, kann sie einfach sagen, halt, bitte nicht weiter. Manche Männer denken tatsächlich heute noch, die einzige Möglichkeit, Sex zu haben, wäre heftiges Zustoßen.
Ich glaube, wir sind ein außergewöhnliches Paar. Wir reden darüber. Auch unsere Freunde reden darüber. Und deshalb ist das eigentlich gar kein Thema.
(Sam, Söhne 3 J. und 1 J.)

Es ist sehr wichtig, Möglichkeiten für den sexuellen Kontakt offenzulassen. Wo Zuneigung ist, kann sich diese ganz einfach zum sexuellen Kontakt weiterentwickeln. Penny Mansfield meint, das Leben ohne Sexualität dürfe nicht zur Gewohnheit werden. Es lohnt sich also, dieses Thema von Zeit zu Zeit zur Sprache zu bringen. Sie sollten damit nicht immer gerade um Mitternacht herausrücken und zudem sehr darauf achten, daß Sie Ihrer Partnerin nicht Zuneigung und Aufmerksamkeit entziehen, wenn sie noch nicht soweit ist. Versichern Sie sich auch, ob Ihr Partner den sexuellen Kontakt auch wirklich genießt, wenn er einwilligt. Unter Umständen müssen Sie auch fragen, was Ihr Partner eigentlich möchte.

Vermiesen Sie Ihrem Partner nicht die Lust – Geschlechtsverkehr nur, wenn du nicht zu weit eindringst; ja, aber ich bin ziemlich erschöpft, du wirst dich schon anstrengen oder geduldig sein müssen, bis ich in Fahrt komme. Verwerfen Sie nicht leichtfertig nichtpenetrative Sexualpraktiken. Auch ohne das Eindringen des Penis bleiben Ihnen viele Möglichkeiten (gegenseitige Masturbation, Oralsex, alles, was Ihnen Spaß macht).
Es ist durchaus möglich, als Paar monatelang ohne Geschlechtsverkehr zu überleben – vor allem wenn Sie einen Grund haben, den beide gut verstehen, und wenn die Kommunikation weiterhin funktioniert. Marks Sohn Jake kam mit einer schweren angeborenen Krankheit zur Welt und mußte in seinen ersten 15 Lebensmonaten immer wieder ins Krankenhaus aufgenommen werden.

Unser Sexualleben war am Nullpunkt. Wir haben es erst zwei oder drei Monate nach Jakes letzter Operation wiederaufgenommen, und das war achtzehn Monate nach seiner Geburt. Gleichzeitig war auch das Stillen zu Ende (er bekam wegen seiner Krankheit so lange Muttermilch). Es war auch verständlich. Ich fühlte mich frustriert – nicht wütend, aber wahrscheinlich wünschte ich mir schon etwas Besseres, ich dachte: »Mein Gott, wie lange soll das noch dauern?« Es gab auch sexuell bedingte Spannungen in unserer Beziehung, aber wir konnten sie nicht von den anderen unterscheiden, weil ja alles von Jakes Zustand überschattet war.
Es war ein Problem, daß wir keinen Sex hatten, aber eigentlich kein überwältigendes. Es kam nie so weit, daß ich mich scheiden lassen wollte oder dergleichen. Wahrscheinlich habe ich ein bißchen häufiger masturbiert als sonst. Und außerdem bestand ja immer noch Hoffnung. Ich habe nie bezweifelt, daß wir unser Liebesleben wiederaufnehmen würden. Ich drängte immer – nein, eigentlich drängte ich gar nicht, ich fragte, probierte ein bißchen, bis Melissa schließlich bereit war. Im Grunde war ich nicht überrascht, daß es gerade dann soweit war, als sich Jakes Zustand stabilisierte und wir in dieser Beziehung ein wenig entspannter sein konnten.
Als wir erst einmal begonnen hatten, machte es schon bald wieder Spaß, und wir hatten wirklich guten Sex. Es ist heute sogar besser als früher. Jetzt denken wir daran, noch ein Baby zu bekommen. (Mark, Sohn 2 J.)

Es kann sehr wichtig sein, sich darauf zu konzentrieren, daß Sie Ihr Sexualleben wiederaufnehmen werden. Zu den größten Problemen gehört es, wenn Eltern (vor allem Väter) meinen, es würde nun den Rest ihres Lebens so bleiben. Das stimmt nicht. Die Sexualität kommt zurück. Wenn Sie Kommunikation und Intimität aufrechterhalten können, wird alles leichter.

Führen Sie ein ernsthaftes Gespräch, und versuchen Sie gemeinsam etwas zu verändern, wenn Sie tatsächlich länger als ein Jahr nach der Geburt und nach der Stillzeit ohne ersichtlichen Grund keinen Geschlechtsverkehr haben und es auch keine Aussicht auf Rückkehr der alten Gewohnheiten gibt. Selbst wenn Sie noch keine schwerwiegenden Schwierigkeiten sehen, benötigen Sie vielleicht dennoch Hilfe. Die Sexualtherapeutin Jane Hawksley sagt: »Stellen Sie sich vor, Sie lassen Ihr Auto ein Jahr lang in der Garage stehen. Wenn Sie dann reingehen und es anlassen wollen, klappt es vielleicht nicht mehr. Wahrscheinlich braucht es dann einen Kundendienst.«

Die Rückkehr zu sexuellem Kontakt

Lesen Sie dazu auch die Kapitel »Und dann waren sie drei ...« (S. 98) sowie »Das erste Mal« (S. 65). »Für ein gutes Sexualleben braucht man wirklich eine einzigartige Beziehung«, sagt David, vierfacher Vater innerhalb von fünf Jahren.

Wir müssen auch noch an vier andere Familienmitglieder denken. Bevor wir uns ins Bett legen können, müssen wir erst die Legosteine hinauswerfen. Eine Intimsphäre kennen wir im Grunde nicht. In den letzten Jahren war das aber auch gar nicht wichtig – schließlich ist Sex nichts Lebensnotwendiges, für uns war er überhaupt nicht wichtig. Aber jetzt, da unsere Familie vollständig ist, planen wir, uns ein eigenes Zimmer einzurichten – vielleicht mit einem Himmelbett, ein wenig romantisch, das nur uns gehört. Irgendwann kommt der Punkt, an dem man auch ein bißchen selbstsüchtig sein muß ..., irgendwie müssen wir ja unseren eigenen Platz zurückerobern.

Verschiedene Paare werden natürlich verschieden vorgehen, wenn sie ihren Platz und ihre sexuelle Beziehung zurückerobern wollen. Davids Beziehung litt nicht unter zuwenig sexuellem Kontakt, und die Kommunikation funktionierte anscheinend blendend. Dadurch wird die Rückkehr zu alten Gewohnheiten viel einfacher. Sie brauchen unter Umständen Hilfe, wenn Sie ein Jahr lang oder sogar noch länger keinen Geschlechtsverkehr hatten und Ihre Beziehung gelitten hat, wenn zugleich mit der körperlichen Liebe auch die Zuneigung abgekühlt ist und Sie nicht gut miteinander sprechen können. Bildlich gesprochen bedeutet das, daß Sie Ihr Auto zum Kundendienst bringen müssen.
Sexualtherapeuten empfehlen meist einen langsamen Beginn. Zunächst müssen Sie miteinander sprechen und dies auch später ständig tun. Teilen Sie Ihre Gefühle miteinander – nicht nur, was die Sexualität betrifft, son-

dern auch über das Leben im allgemeinen. Menschen, die das tägliche Leben nicht miteinander teilen können, haben es viel schwerer, eine gute sexuelle Beziehung aufzubauen.
Ein Weg zur körperlichen Neubelebung ist die befristete Enthaltsamkeit. Entscheiden Sie sich bewußt für einige Wochen ohne Geschlechtsverkehr oder – was vermutlich noch besser wirkt – für eine vereinbarte Zeit. Zu Beginn ist es vielleicht am sinnvollsten, jeden sexuellen Kontakt zu vermeiden. Damit entfällt der Druck, und Sie können darüber nachdenken, warum Sie einander früher geliebt haben.
Sie müssen sich ganz bewußt Zeit für sich selbst nehmen, sich entspannen und die Sache langsam angehen lassen. Sie müssen ein wenig Abstand von Ihrer Elternrolle gewinnen und wieder in die Rolle des Paares zurückfinden. Bisweilen erfordert dies eine ganz formelle Zeiteinteilung, wenn Sie tatsächlich Zeit für eine Neubelebung Ihres Sexuallebens erübrigen wollen. Nun hat Ihre (sexuelle) Beziehung einfach einmal Vorrang. Beginnen Sie mit Zärtlichkeiten und Küssen. Vielleicht möchten Sie wiederholen, was Sie vor dem ersten Mal taten (sofern Sie sich daran erinnern). Sexualtherapeuten stellen fest, daß gerade Küssen sehr intim und liebevoll sein kann und Paare in Krisensituationen einander nicht küssen, auch wenn sie weiterhin sexuell (auf irgendeine Art) miteinander verkehren.
Vielleicht wollen Sie sich gegenseitig ausziehen – was Paare in langen Beziehungen häufig aufgeben – oder miteinander baden oder duschen. Auch Massagen können sehr gut wirken (selbst wenn nur Schultern oder Rükken massiert werden), sofern Ihnen dies früher Spaß gemacht hat oder Sie nun Lust darauf haben. Sie müssen den Körper Ihres Partners wieder neu entdecken und ihn so kennen- und akzeptieren lernen, wie er jetzt ist. Sie müssen sich daran erinnern, wie Sie einander körperliche Zuneigung schenken können, ohne dabei immer in die alte, etablierte Art des Vorspiels zu verfallen oder sich zu »richtigem« Sex gedrängt zu fühlen.
Gehen Sie behutsam mit Zärtlichkeiten, Berührungen und Schmusen vor – wobei Sie zu Beginn die Genitalien zunächst ausschließen und erst später mit einbeziehen sollten. Sexualtherapeuten schlagen häufig vor, einander zu berühren und dem Partner mitzuteilen, was sich am besten anfühlt. Auch wenn Sie die Vorlieben Ihrer Partnerin beispielsweise vor der Geburt in- und auswendig kannten, haben sich diese möglicherweise völlig verändert.
Ein solch zärtliches Zusammensein kann Sie zu Beginn in einige Verlegenheit bringen, wenn Sie bisher noch nie direkt über Sexualität miteinander gesprochen haben. Sie können aber auch eine Menge lernen. Vielleicht möchte der »empfangende« Partner vor dem »gebenden« sitzen, beide mit gespreizten Beinen, so daß der »Empfangende« zwischen den Beinen des »Gebenden« sitzen und sich an ihn anlehnen kann. So können Sie ein-

ander körperlich nahe sein, ohne einander ansehen zu müssen, bis Sie die anfängliche Scheu überwunden haben. Es ist ganz wichtig, in dieser Phase den Geschlechtsverkehr noch auszuklammern. Vielleicht empfinden Sie dies als frustrierend. Es ist um so besser, wenn beide Partner dies so empfinden – beide werden es dann sehr genießen, sobald dieses Verbot entfällt!

Diese Art der Berührung kann natürlich zur gegenseitigen Masturbation führen (vielleicht nacheinander anstatt gleichzeitig), vielleicht kommt es auch zu oralem Sex oder anderen Formen sexueller Betätigung, zu denen Sie Lust haben. Nichtpenetrativer Sex wird häufig ignoriert und unterschätzt, er kann jedoch sehr nützlich sein, vor allem wenn Sie noch Schmerzen im Dammbereich haben oder das Eindringen des Penis fürchten. Oft ist es sehr hilfreich, neue Möglichkeiten herauszufinden, wie man dem Partner sexuelle Lust bereiten kann. Wenn Sie schon vor der Geburt Ihres Kindes in einer sexuellen Sackgasse gesteckt sind, kann Sie dieses Beziehungsproblem unter Umständen wieder herausführen. Zu diesem Thema sind zahlreiche Bücher zur Selbsthilfe auf dem Markt, die gute Dienste leisten können. Manche sind eigens zu dem Zweck geschrieben worden, um »das Feuer neu zu entfachen«, oder sie widmen dieser Frage zumindest ein Kapitel. Zu Beginn mögen einem diese Bücher ein wenig entmutigend erscheinen, wenn Sie jedoch daraus entnehmen, was für beide Partner gut ist, und gleichzeitig den Rest ignorieren, werden Sie Ihre Freude daran haben.

Neue Arten der körperlichen Liebe müssen nicht unbedingt abartige oder wilde Sexspiele sein. Manchmal kommt man auch zu der Einsicht, daß weniger mehr ist oder man sanfter an die Dinge herangehen muß. Dieser neue Zugang kann beispielsweise bedeuten, daß man auch ohne »richtigen« Geschlechtsverkehr glücklich ist. Man kann einander gegenseitig sexuelle Lust bereiten, anstatt immer nur nach dem (oft schwer erreichbaren oder sogar illusorischen) gleichzeitigen Orgasmus zu streben. Wenn Sie auf Gleichzeitigkeit Wert legen, diese aber nie eintritt, können Sie Ihren Partner nachträglich zum Orgasmus bringen, wenn er es möchte. Je befriedigender das Sexualleben für beide Partner ist, desto eher haben beide Lust darauf.

Natürlich gibt es auch beim Geschlechtsverkehr eine ganze Reihe von Stellungen (sowie möglichen Zeiten und Orten). Die traditionelle Missionarsstellung (Mann oben, Frau unten) ist für die Frau häufig am wenigsten befriedigend – vor allem wenn sie zugleich auf die Stimulierung ihrer Klitoris und auf das Eindringen des Penis angewiesen ist (was bei den meisten Frauen der Fall ist), um zum Orgasmus zu kommen.

Die Frau kann sich durchaus auch oben befinden – sie kann auf ihm sitzen oder sich auf ihn legen; der Mann kann von hinten in sie eindringen, wodurch seine Hände frei bleiben und er ihre Brüste und ihre Klitoris berühren kann; sie kann, ihm zugewandt, auf seinem Schoß sitzen; man kann sich auch am Bettrand lieben, beide Partner können liegen und (besonders entspannend) auf vielerlei Art zueinander finden. Beispielsweise kann die Frau auf dem Rücken liegen und ihre Knie über seine Schultern legen, wobei er in einem Winkel von sechzig oder neunzig Grad über sie gebeugt ist. Vermeiden Sie Dinge, die Ihnen keinen Spaß machen, und genießen Sie alles, worauf Sie Lust haben. Sofern Ihnen der Sinn nach weiteren Experimenten steht, wartet auf Sie ein Meer von Büchern zu diesem Thema.

Manche Partner bevorzugen Hilfsmittel (zumeist einen Vibrator), Reizwäsche, Filme oder Sexzeitschriften, um ihr sexuelles Verlangen neu anzufachen. Gegen solche Hilfsmittel ist nichts einzuwenden, sofern Sie *beide* Spaß daran haben. Es schadet jedoch der Wiederaufnahme einer guten sexuellen Beziehung, wenn einer der Partner zu Praktiken neigt, gegen die der andere Vorbehalte hat. Fragen Sie Ihren Partner (vorsichtig), wie er darüber denkt, falls Sie derartige Hilfsmittel zum erstenmal ausprobieren. Vielleicht werden Sie überrascht sein. Sie können die Frage natürlich auch für die Zukunft offenlassen, aber andeuten, daß Sie es gern erfahren würden, sollte er irgendwann einmal Lust bekommen. Die sexuellen Vorlieben und (Ent-)Hemmungen verändern sich (üben Sie keinen Druck aus!).

Fassen Sie immer einen plötzlichen Abbruch ins Auge, falls Sie etwas völlig Neues ausprobieren oder sich nicht wirklich sicher sind. Auf keinen Fall dürfen Sie derlei Dinge zu ernst nehmen. Es wird Ihrem Sexualleben durchaus nicht schaden, gemeinsam über ein Spitzenhöschen oder einen Vibrator zu lachen. Man sollte das Sexualleben ohnehin nicht allzu ernst nehmen.

Falls bereits einer oder beide Partner in Betracht gezogen haben, anderswo nach sexueller (oder emotionaler) Befriedigung zu suchen – oder wenn sie diese tatsächlich anderswo gefunden haben –, muß ein zusätzliches Hindernis überwunden werden. Wenn Sie aber die Mühe nicht scheuen – und nötigenfalls Hilfe suchen –, können Sie die Kluft in Ihrem Leben überbrücken, indem Sie das Familienleben verbessern. Dies ist sicherlich besser, als das Glück der gesamten Familie aufs Spiel zu setzen und sich anderswo umzutun.

Sie werden wohl kaum die ersten berauschenden Tage der Liebe und Lust wie damals erleben, als Sie einander erstmals begegnet sind. Kein normaler Mensch kann diese Gefühle ein Leben lang aufrechterhalten, schon gar nicht, wenn er gleichzeitig als Elternteil und berufstätiger Mensch funktionieren soll. Sie können jedoch etwas ebenso Gutes erhalten, das darüber hinaus viel länger andauert. Wenn Sie schließlich die

Wüste durchquert haben und auf der anderen Seite herauskommen, haben Sie eine gute Chance, daß Ihre Beziehung nun stärker und besser ist.

Alles noch einmal von vorn

Zweitkinder und mehr

Kaum haben Sie sich von der ersten Runde völlig oder auch nur teilweise erholt, werden Sie laut Angaben der Statistik noch einmal von vorn beginnen. Nun wissen Sie ja schon viel genauer, was Sie erwartet, obwohl es immer wieder überrascht, wie schnell man vergißt. Sie haben den Übergang von der Partnerschaft zur Elternschaft, also von Einzelpersonen zur Familie, schon bewältigt. Nun müssen Sie jedoch für Ihr erstes Kind sorgen. In mancher Hinsicht ist das zweite Mal leichter, in anderer Hinsicht aber auch schwieriger. Auf jeden Fall wird es anders.
Es gleichen sich wohl keine Schwangerschaften und auch keine Kinder aufs Haar genau. Wenn beim ersten Mal zahlreiche Probleme aufgetreten sind, müssen sich diese nun keinesfalls wiederholen. Wenn alles wie am Schnürchen geklappt hat, wiegen Sie sich vielleicht nun in einem trügerischen Gefühl der Sicherheit. Wenngleich natürlich ein Großteil dessen, was bisher über Schwangerschaft, Geburt und Elternschaft gesagt wurde, auch für das zweite, dritte ... Mal gilt, sollten Sie dennoch folgende Unterschiede bedenken.

Zeugung

Obwohl Kinder vielleicht die beste Verhütungmethode überhaupt darstellen, vermögen Eltern dennoch weitere Kinder zu zeugen. Der Wunsch nach einer neuerlichen Schwangerschaft kann die körperliche Liebe plötzlich wieder an die Spitze der Prioritätenliste setzen und das Sexualleben beflügeln, was vor allem für Paare gilt, denen Verhütung ein Greuel ist. Für andere ist der Versuch, ein weiteres Kind zu zeugen, nur eine lästige Pflicht. Sprechen Sie miteinander, wenn sich einer oder beide Partner unter Druck gesetzt fühlen, ständig miteinander schlafen zu müssen, um ein Kind zu zeugen. Es kann sehr leicht zu Mißverständnissen kommen, und sehr schnell können Sie sich in einen Teufelskreis aus bloßen Vermutungen, Sorgen und einem unbefriedigenden Sexualleben verstricken. Auch wenn es beim ersten Kind sofort geklappt hat, muß es diesmal nicht genauso verlaufen. Entspannen Sie sich also, und geraten Sie nicht in Panik, wenn nicht unverzüglich eine Schwangerschaft eintritt.

Beim zweiten Mal befinden Sie sich nicht mehr auf völlig unbekanntem Terrain und müssen auch nicht beim kleinsten Wehwehchen nach dem Gesundheitsratgeber oder zum Telefonhörer greifen. Es kann jedoch Schwierigkeiten bereiten, Zeit für Gedanken an das neue Kind zu finden, gesund zu essen und vor allem ausreichend zu schlafen.
Der Partner, die Familie und Freunde der Familie sind meist während der zweiten Schwangerschaft viel weniger aufmerksam. Häufig müssen die Frauen ihre Männer erst daran erinnern, daß sie schwanger sind und Hilfe sowie Erholung ebenso wie beim ersten Mal nötig haben. Die männlichen Partner sollten sich jetzt besonders bemühen und nicht immer bitten lassen.
Vieles von dem, was im Abschnitt über die Müdigkeit (siehe S. 52) erörtert wurde, trifft hier genauso zu. Die Mutter trägt zusätzlich zu all ihren anderen Pflichten ein Kind in ihrem Bauch, was den Vater dazu bewegen sollte, seine Anstrengungen im Haushalt zu verstärken. Und wenn der Vater bisher für das erste Kind keine annehmbare Alternative zur Mutter war, ist nun der richtige Augenblick gekommen, um eine entsprechende Beziehung aufzubauen. Da die Mutter während der Schwangerschaft, der Wehen und der ersten Zeit nach der Geburt nicht immer verfügbar ist, wird das erste Kind die Ankunft des Neuankömmlings besser verkraften, wenn es zwei vertrauenswürdige Eltern hat.
Auch wenn die letzte Schwangerschaft sexuell gesehen eine Wüste war, sollten Sie daraus keine voreiligen Schlüsse ziehen. Dasselbe gilt allerdings auch, wenn Sie beim ersten Mal keinerlei sexuelle Probleme hatten – diesmal könnte auch das genaue Gegenteil eintreten. Schwangerschaften fallen sehr verschieden aus, gerade was die sexuelle Lust betrifft, und es gibt leider keine Regel, womit man wann zu rechnen hat. Beim Mann schwanken die sexuellen Reaktionen viel weniger, sofern nicht ein spezieller Unterschied vorliegt – etwa im Fall einer geplanten und einer ungewollten Schwangerschaft.
Bei der zweiten Schwangerschaft hat man meist den Eindruck, daß die neun Monate rascher vorbeigehen. Der Körper hat schließlich schon einmal eine Schwangerschaft durchlaufen und scheint diesmal schneller zu reagieren. Wahrscheinlich fühlen Sie sich bereits früher rund und schwanger. Sofern beim ersten Mal alles problemlos verlaufen ist, werden Sie dieses Mal vermutlich zuversichtlicher sein. Wer beim ersten Mal auf sexuellen Kontakt verzichtet hat, um das Baby nicht zu verletzen, kann die zweite Schwangerschaft meist viel entspannter genießen. Andernfalls wissen Sie nun bereits, was während der Schwangerschaft für Sie möglich ist, obwohl es diesmal auch völlig anders sein kann.

Vermutlich werden Sie bei der zweiten Schwangerschaft weder Zeit noch Lust haben, ebensoviel darüber zu lesen wie beim ersten Mal. Sie sollten aber dennoch wichtige Themen vertiefen und einen Auffrischungskurs zur Geburtsvorbereitung besuchen. In Medizin und Gynäkologie ändern sich Theorie und Praxis sehr rasch, außerdem vergißt man viele Dinge schneller, als einem lieb ist. In einem solchen Geburtsvorbereitungskurs können Sie unter Umständen eine neue Selbsthilfegruppe junger Eltern mit Kindern im gleichen Alter treffen.

Geburt

Statistisch gesehen wird die zweite Geburt leichter verlaufen als die erste. Die Wehen sind im allgemeinen kürzer und erfordern weniger Eingriffe. Mit einiger Wahrscheinlichkeit findet kein Dammschnitt oder Einriß statt oder fällt zumindest kleiner aus als beim ersten Mal. Sofern beim ersten Mal keine ernsthaften Probleme aufgetreten sind, werden auch Hebammen und Ärzte viel entspannter an Ihre zweite Geburt herangehen. So haben Sie vielleicht nun die Freiheit, etwas aktiver mitzugestalten. Nach einer schwierigen, traumatischen oder notfallmäßigen Erstgeburt werden Sie sich nun vielleicht große Sorgen machen. Sprechen Sie darüber mit Ihrem Partner, Ihrer Hebamme oder Ihrem Arzt. Fragen Sie, ob die Probleme, die Sie beim letzten Mal hatten, neuerliche Schwierigkeiten bedeuten könnten, und erklären Sie, welche Aspekte Ihnen während der Geburt die schlimmsten Sorgen bereiten. Wenn beim ersten Mal ein Kaiserschnitt durchgeführt wurde, sollten Sie nachfragen, warum er notwendig war und was er für die neuerliche Entbindung bedeutet. Heute haben sehr viele Frauen auch nach einem Kaiserschnitt normale vaginale Geburten.

Auch wenn die erste Geburt problemlos verlaufen ist, kann es einige Dinge geben, die Sie keinesfalls noch einmal erleben möchten oder Ihnen nach wie vor Sorge bereiten. Diese Punkte sollte man in jedem Fall mit dem Partner, dem Gynäkologen oder der Hebamme besprechen. Sie können den betreffenden Punkt auch in Ihren Geburtsplan aufnehmen. Schließlich kann man Ihnen leichter über Ihre speziellen Sorgen hinweghelfen, wenn man darüber Bescheid weiß.

Zweitgeburten verlaufen meist rascher als Erstgeburten und können auch »heftiger« vor sich gehen. Denken Sie daran, daß Sie unter Umständen nicht stundenlang Zeit haben, um alles zu organisieren, rechtzeitig ins Krankenhaus zu gelangen oder über schmerzstillende Methoden zu diskutieren. – Die Wehen können sehr abrupt stärker werden, ohne die lange Anlaufzeit, die die meisten Erstgebärenden erleben.

Wegen des rascheren Ablaufes ist der Einsatz von schmerzstillenden Medikamenten häufig nicht notwendig. Gleichzeitig sollten Sie aber den Wunsch nach einer Epiduralanästhesie rechtzeitig mitteilen, um nicht den richtigen Zeitpunkt dafür zu versäumen. Zweit- und Drittgeburten werden medizinisch gesehen als die sichersten und am besten kontrollierbaren Geburten betrachtet. Da es sich dabei aber dennoch um Wehen und Geburt handelt, sollten Sie sich keinen Illusionen darüber hingeben, wie Geburten verlaufen.

Elternschaft

Wenn Sie beim letzten Mal die Müdigkeit geplagt hat ... Viele Eltern geben an, daß zwei Kinder mehr als die doppelte Arbeit verursachen. Zumindest am Anfang kann dies bedeuten, daß beide Partner ausschließlich mit den Kindern beschäftigt sind und keine sonstigen Dinge in Angriff nehmen können.

Ihr zweites Kind kann einen völlig anderen Charakter als Ihr erstes Kind haben, aber Sie werden seine Versorgung mit großer Wahrscheinlichkeit einfacher finden als beim ersten Mal, als Sie noch ein absoluter Laie waren. Nun können in der Nacht beide Kinder aufwachen, und vermutlich braucht das Erstgeborene in den Wochen und Monaten nach der Geburt des Geschwisterchens sehr viel Zuwendung – gerade dann, wenn Sie am wenigsten davon geben können.

Nehmen Sie fremde Hilfe an. Und bedenken Sie, daß Sie schließlich auch die Situation mit zwei Kindern in den Griff bekommen werden. Sämtliche Ratschläge in diesem Buch über Müdigkeit, gemeinsames Tragen der Verantwortung, häufige Gespräche miteinander oder Aufrechterhaltung der Zuneigung treffen auch diesmal zu, vielleicht sogar noch mehr. Auch wenn Sie nun keine schwere Identitätskrise mehr erleben, werden Zeit und vielleicht auch Geld immer mehr zur Mangelware. Sie müssen Ihre Prioritäten noch einmal überdenken.

Mit ein wenig Glück werden Sie die Rückkehr zu einem erfüllten Sexualleben leichter schaffen – obwohl dies natürlich davon abhängt, wie die Geburt verlaufen ist und ob Ihre sexuelle Beziehung zwischen den beiden Geburten befriedigend war. Es kann neue Probleme geben, wenngleich sie nach einer zweiten Geburt seltener auftreten.

Gehen Sie nicht davon aus, daß Sie diesmal rascher Ihre sexuellen Gewohnheiten wiederaufnehmen können als beim ersten Mal. Schon allein die Erschöpfung und ein völliger Zeitmangel werden das verhindern. Übereilen Sie nichts. Diesmal wird Sie die Hoffnung aufrechthalten, daß Sie es wieder schaffen werden – irgendwann hat es ja auch beim letzten

Mal geklappt. Die Kinder werden älter und pflegeleichter, und Sie können schließlich wieder mehr Zeit und Energie für Ihre Beziehung als Erwachsene finden.

Zusammenfassung von Teil III

- Sexuelles Desinteresse nach der Geburt ist vor allem bei Müttern ein häufiges Phänomen. Es kann viele Monate lang anhalten, ist aber vorübergehender Natur.
- Sexuelles Desinteresse bedeutet nicht das Erlöschen der Liebe. Die Ablehnung von sexuellem Kontakt ist nicht als Zurückweisung durch den Partner zu werten.
- Druck, Schuldgefühle und Sorgen verschlimmern die Situation.
- Sexueller Kontakt ist keine Pflicht.
- Befriedigen Sie sich selbst, wenn Sie es möchten/brauchen. Es ist nichts daran auszusetzen.
- Es kann nach der Geburt bis zu einem Jahr dauern, bis sich die sexuelle Beziehung wieder »normalisiert«.
- Der neue »Normalzustand« kann anders sein als das Sexualleben vor der Schwangerschaft.
- Die Häufigkeit der sexuellen Kontakte nimmt in vielen Fällen ab, die Qualität kann sich aber verbessern.
- Man muß in jedem Fall die körperliche und emotionale Kommunikation aufrechterhalten, ganz unabhängig davon, ob eine sexuelle Beziehung besteht: Kuscheln Sie nach Lust und Laune, aber stellen Sie klar, daß Kuscheln keine Einladung und keine Pflicht zum Geschlechtsverkehr bedeutet.
- Sprechen Sie offen, ehrlich und freundlich miteinander.
- Die Geschlechter sind verschieden. Im allgemeinen brauchen Männer sexuellen Kontakt, um sich geliebt zu fühlen, während sich Frauen geliebt fühlen müssen, um sexuellen Kontakt zu haben.
- Häufig treten nach einer Geburt Schmerzen beim Geschlechtsverkehr auf. Das Problem verschwindet jedoch meist von allein. Wenn die Schmerzen jedoch anhalten, sollten Sie Hilfe in Anspruch nehmen – sofern Sie dazu bereit sind.
- Während der Stillzeit kann die Scheide trocken sein, da die Schleimhaut bei Erregung weniger Flüssigkeit absondert. Versuchen Sie es mit einem Gleitmittel und/oder Speichel.
- Je besser Sie Ihre Verantwortlichkeiten und Probleme teilen können und Entscheidungen gemeinsam treffen, desto besser werden Ihre Beziehung und Ihr Sexualleben.

- Väter, die sich intensiv um ihre Kinder kümmern, machen damit meist sich selbst und ihre Partnerin glücklich.
- Auch Eltern haben ein Sexualleben und sollten (wenn sie es wünschen) sexuell aktiv sein. Sexualität gehört zum Familienleben.
- Die Zeit nach der Geburt mag Ihnen endlos erscheinen, aber auch die schlimmsten Phasen gehen vorüber. Die Kinder verändern sich, die Erwachsenen finden sich schließlich zurecht, und auch das Sexualleben normalisiert sich.
- Beim zweiten oder dritten Mal ist es meist einfacher. Dies muß jedoch nicht unbedingt mehr sexuelle Aktivität bedeuten.

Trotz aller Schwierigkeiten möchten die meisten Eltern ihre Kinder auf keinen Fall mehr missen – außer gelegentlich während einiger erotischer Stunden.

Anhang
Mögliche Ursachen für Schmerzen beim Geschlechtsverkehr

»Oberflächliche« Schmerzen
(also im Bereich des Damms oder der Scheidenwand)

Infektion
Nehmen Sie ärztliche Hilfe in Anspruch, wenn die Wunde gerötet ist, Eiter absondert oder unangenehm riecht oder wenn Sie selbst trotz Fehlen dieser Symptome eine Infektion vermuten.

Verengte Vaginalöffnung (verengter Scheideneingang)
Wenn Sie keinen sexuellen Kontakt haben und kaum Erregung spüren, kann das Gefühl der Enge auf sexuelle Lustlosigkeit zurückzuführen sein und wieder verschwinden. Sie können aber falsch genäht worden sein, wenn die Vaginalöffnung selbst bei völliger Entspannung und starker Erregung zu eng ist.
Eine geringfügig verengte Vulva kann sich allmählich wieder dehnen. Manchmal erhält man den Rat, diese Dehnung durch den Geschlechtsverkehr herbeizuführen – davon ist dringend abzuraten, wenn das Eindringen sehr schmerzhaft ist (Schmerzen beim Geschlechtsverkehr können zudem später zu psychologisch bedingten Sexualproblemen führen). Sexualtherapeuten empfehlen manchmal Dilatatoren oder sogenannte Trainer – es handelt sich dabei um verschiedene penisähnliche Gebilde unterschiedlicher Größe, wobei die kleinsten in der Regel fingerdick sind. Nicht alle Frauen verwenden diese Hilfsmittel gern. Lassen Sie sich beraten, ob ein Dilatator in Ihrem Fall in Frage kommt. Die eigenen Finger sind häufig die bessere Alternative. Wenn jedoch alle Bemühungen fehlschlagen, sollten Sie sich erneut nähen lassen.

Knoten oder Wülste
Schlecht durchgeführte Nähte können folgendes bewirken:
- Einen Knoten oder eine Wulst aus Narbengewebe,
- eine Hautbrücke – ein Hautfetzen oder dünne Haut –, normalerweise an der Stelle der Vagina, wo die Schamlippen (Labia minora) zusammentreffen. Es kann sich anfühlen, als ob diese Haut leicht reißen könnte.
- Eine Narbe, die nach einer Seite hin zieht – wahrscheinlich weil ein mediolateraler Dammschnitt an der falschen Stelle angesetzt wurde (also nicht in der Mitte – siehe Abbildung S. 28).

Alle diese Unannehmlichkeiten können die Dehnungen und Bewegungen während des sexuellen Kontaktes sehr unangenehm machen. Narbenprobleme verschwinden manchmal von allein (allerdings kann dies Monate oder Jahre dauern). Man kann sie mit speziellen Physiotherapien behandeln (normalerweise Ultraschall) oder die Stelle erneut öffnen und nähen.

Eine schmerzende »Stelle«

Wenn der Fingerdruck an einer bestimmten Stelle schmerzt, kommen mehrere Möglichkeiten in Betracht:

- Ein Narbenneurom (eingeklemmte Nervenenden) entsteht, wenn ein Nerv in der Narbe eingeklemmt ist und das Ende frei liegt. Sie oder der untersuchende Arzt können genau die empfindliche Stelle durch Fingerdruck bezeichnen. Der Schmerz verschwindet, sobald der Druck wenige Millimeter daneben ausgeübt wird. Ein Neurom wird in der Regel operativ entfernt oder kann physiotherapeutisch mit Ultraschall behandelt werden.
- Granulome sind kleine knötchenförmige Narbenbereiche, die nicht richtig verheilt sind. Sie sind als wunde und rote Flecke sichtbar. Diese heilen innerhalb eines Jahres ab, können aber durch Kauterisation (Gewebezerstörung mit Brenn- oder Ätzmittel) mit Silbernitrat rascher behandelt werden. Dazu ist meist keine Narkose erforderlich, bei Bedarf kann eine lokale Betäubung erfolgen.
- Bei der Endometriose verbleibt ein kleines Stück des Schleimhautgewebes aus der Gebärmutter (endometrisches Gewebe) in der Narbe (sehr selten). Dieses Gewebe wird während der Monatsblutung weicher (sobald diese wieder einsetzt) und kann unter der Haut ein wenig bläulich schimmern. Die Stelle wird in der Regel herausgeschnitten.

Tiefliegende Dyspareunie

Achten Sie auf andere Beschwerden, falls Sie während des Geschlechtsverkehrs in der Vagina oder im Becken Schmerzen verspüren. Ein unangenehm riechender Ausfluß und Fieber können auf eine mögliche Infektion hindeuten. Schieben Sie den Arztbesuch nicht unnötig auf, wenn Sie eine Infektion vermuten! Man muß eine Infektion behandeln, damit sie sich nicht weiter ausbreitet.

Kombination aus oberflächlicher und tiefliegender Dypareunie

Selbst wenn keine dieser Beschreibungen auf Ihre Situation zutrifft, kann dennoch ein körperlich bedingtes Problem zugrunde liegen. Ein guter Arzt, eine Hebamme oder ein Physiotherapeut sollte die Schmerzursache feststellen können. Auf der anderen Seite kann die Ursache auch seelischer Natur sein. Vielleicht sind Sie innerlich zu dem Schluß gekommen, daß Sie derzeit keinen Geschlechtsverkehr haben können, und Ihr Körper hat eine wirksame Methode gefunden, dies zu verhindern.

Eine Daumenregel zur Unterscheidung körperlicher von seelischen Schmerzen besagt, daß deutlich erkennbare, an einer bestimmten Stelle auftretende Schmerzen wahrscheinlich körperlich bedingt sind. Bei allgemeinen Schmerzzuständen kommen beide Möglichkeiten in Betracht.

Seelische Ursachen sind unbewußt und bewirken reale Schmerzen, die der Betroffene nicht einfach abstellen kann. Wenn Sie glauben, daß Ihr Problem seelischer Natur ist – und die Schmerzen auch noch anhalten, nachdem Sie sich zu dieser Erkenntnis durchgerungen haben –, sollten Sie sich an einen Sexualtherapeuten wenden.

Die Problemursachen sind bei jeder Frau verschieden (und es können auch mehrere Ursachen zusammenwirken), aber einige der häufigsten Probleme sind im folgenden aufgelistet – vielleicht trifft die eine oder andere Beschreibung auf Sie zu:

- Man hat das Gefühl, der Damm sei völlig verstümmelt (was normalerweise oberflächliche Schmerzen verursacht). Betrachten Sie ihn doch einmal genau im Spiegel.
- Geburtstrauma – vor allem wenn Sie sich schlecht behandelt fühlten.
- Das Geburtstrauma weckt Erinnerungen an frühere sexuelle Traumen (zum Beispiel Vergewaltigung, Mißbrauch als Kind).
- Angst vor erneuter Schwangerschaft.
- »Mütter tun so etwas nicht« (Madonnensyndrom).
- Probleme in Ihrer Beziehung (der Vater ist eifersüchtig auf das Baby).

All diese Probleme werden ausführlich im Kapitel »Seelische Probleme« (S. 88) behandelt.

Cabot, Sandra Dr.
Die Frau – das große Gesundheitsbuch
Beratung, Vorsorge, Therapie.
400 Seiten. Geb.
ISBN 3-431-03309-1

Lark, Susan M.
Die Menopause
Der glückliche Wechsel in einen neuen Lebensabschnitt.
192 Seiten mit zahlr. Abb. Pbck.
ISBN 3-431-03221-4

Maisner, Paulette
Der unstillbare Hunger
Wenn das Essen das Leben regiert.
240 Seiten. Pbck.
ISBN 3-431-03379-2

Markus, Michèle Dr./
Hoffmann, Alexander
Krebs – Risikofaktor Seele
Psychische Einflüsse bei der Krebsbewältigung.
ca. 128 Seiten. Pbck.
ISBN 3-431-03438-1

Natürlich und sicher
Natürliche Familienplanung. Ein Leitfaden. Herausgegeben von der Malteser Arbeitsgruppe NFP, Köln.
10. Aufl. 128 Seiten mit zahlr. Abb. Pbck.
ISBN 3-431-02947-7

NFP Arbeitsheft
4. Auflage, 104 Seiten, DIN A4, Ringheftung
ISBN 3-431-03020-3

Neuberg, Roger
Ich will ein Kind!
Rat und Hilfe bei Unfruchtbarkeit.
240 Seiten mit zahlr. Abb. Pbck.
ISBN 3-431-03285-0

Preuschoff, Gisela
Selbstvertrauen – Kraft zum Leben
Anregungen und Übungen für Frauen
88 Seiten mit 9 Zeichnungen, Pbck.
ISBN 3-431-03422-5

Preuschoff, Gisela
Sinfonie der Düfte
Aromatherpie für Frauen.
2. Auflage. 136 Seiten. Pbck.
ISBN 3-431-03310-5

Ross, Harvey M. Dr.
Patient Seele
Mit der Ernährungstherapie Depressionen überwinden.
Aus dem Amerikanischen von Irene Meyer.
144 Seiten. Pbck.
ISBN 3-431-03380-6

Schliemann, Friedrich Dr.
Frauen-Fragen
Die wichtigsten Fragen an den Frauenarzt verständlich beantwortet.
112 Seiten. Pbck.
ISBN 3-431-03335-0

Shreeve, Caroline Dr. med.
Die Tage vor den Tagen
Monatsbeschwerden vor den kritischen Tagen. Das Prämenstruelle Syndrom und seine Behandlung.
4. Aufl. 128 Seiten mit 5 Abb. und Tab. Pbck.
ISBN 3-431-02681-8

Teichmann, Woldemar Dr. med.
Schwermut, Depressionen, Melancholie
Hilfe, Informationen, Ratschläge, Arzneimittel, Psychotherapie.
120 Seiten. Pbck.
ISBN 3-431-03248-6

Vollmer, Helga
Die Jahre zählen nicht
Mein Alter bestimme ich selbst.
160 Seiten. Pbck.
ISBN 3-431-03251-6

Winstein, Merryl
Signale der Fruchtbarkeit
Der sichere Weg, fruchtbare und unfruchtbare Tage zu erkennen.
144 Seiten. Pbck.
ISBN 3-431-03317-2

Ratgeber Ehrenwirth